Sexo
COMO ORIENTAR SEU FILHO

Marcos Ribeiro

Sexo

Como orientar seu filho

Para pais com filhos de 0 a 10 anos

temas de hoje.

Capa e projeto gráfico: A 4 Mãos Comunicação e Design

Coordenação editorial: Marcelo Gomes

Preparação: Tulio Kawata

Revisão: Anderson Aparecido da Silva

Dados Internacionais de Catalogação na Publicação (CIP)
(Câmara Brasileira do Livro, SP, Brasil)

Ribeiro, Marcos
Sexo : como orientar seu filho : como lidar com aquelas situações delicadas e perguntas que deixam pai e mãe de "cabelo em pé" / Marcos Ribeiro. São Paulo : Editora Planeta do Brasil. 2005.

ISBN 85-7665-041-X

1. Crianças e sexo 2. Educação sexual para crianças 3. Pais e filhos I. Título.

05-0954 CDD-649.65

Índices para catálogo sistemático:
1. Educação sexual infantil : Orientação para os pais : Vida familiar 649.65

2005

EDITORA PLANETA DO BRASIL LTDA.
Alameda Ministro Rocha Azevedo, 346, 8º andar
01410-000 - São Paulo - SP
vendas@editoraplaneta.com.br

Dedicatória:

Dedico este livro a

Francisca David da Silva, a Chiquinha e "Seu" José do Rosário,
pela compreensão, amizade e presença que conforta e estende a mão, sempre que preciso.

E ao Bruno Ribeiro Bezerra, meu sobrinho, pela luta cotidiana,
em superar os limites e alcançar os sonhos.

SUMÁRIO

1. Introdução

Não é fácil, é verdade! Mas há décadas (ou séculos...) que a sexualidade é um assunto tratado como se estivéssemos "pisando em ovos". Procurando conversar mais abertamente sobre esse assunto ou tendo atitudes positivas, é preciso dar os primeiros passos nessa distância que pode existir entre você e seu filho, quando o assunto é sexo.

Veja só: estamos no século 21 e ainda existe muita gente que associa o sexo à "sem-vergonhice", "coisa feia" ou mesmo "pecado". Há muito tabu em conversar abertamente, sem preconceito, sobre a nossa sexualidade ou a educação sexual dos filhos.

É importante entendermos que não há uma regra e que as pessoas são diferentes. Aqui mesmo, no nosso país, se de um Estado para outro os hábitos nem sempre são os mesmos, imagina de país para país?

Não é só difícil com os pais conservadores. Mesmo os mais abertos, muitas vezes, se vêem de "saia justa" sem saber como lidar com algumas perguntinhas que... olha! Não queríamos estar ali naquela hora.

Já pensou dentro do elevador:

"Mãe, o que é sexo oral?"

Ou, na farmácia:

"Pai, é essa camisinha que você usa com a mamãe?"

A criança nos surpreende a cada dia e, com a ânsia de aprender e a curiosidade das descobertas aguçada, não tem hora nem lugar e deixam todos com uma grande interrogação. E agora?

Essa é a proposta desse livro: auxiliar você na educação sexual dos filhos.

Você terá, a partir de agora, um **Guia de Orientação**, com informações importantes sobre a sexualidade das crianças de 0 a 10 anos, como lidar com algumas situações ou responder às perguntas que deixam pai e mãe de "cabelo em pé", ou ajudá-los a serem mais felizes a partir do momento em que têm suas dúvidas sanadas e que sexo deixa de ser um "bicho de sete cabeças".

Como sabemos que esse assunto não tem fim, ao final de cada capítulo levaremos o tema em questão, para um FÓRUM criado especialmente para você, no meu site. É só acessá-lo que nos encontraremos lá!

Anote o endereço para participar do FÓRUM:

www.marcosribeiro.com.br

Dessa forma, esse processo de descobertas será contínuo.

Mas lembre-se: você, pai e mãe, são os principais responsáveis pela educação sexual dos seus filhos.

Creio que, ao começar a ler este livro, você já deu o primeiro passo.

Boa leitura!

MARCOS RIBEIRO

2. Iniciando um Papo

- Conversando com pai e mãe
- Motivos para falar de sexo em casa
- Educação Sexual
- Olha o jeito que você fala!
- Ponto e contraponto

• CONVERSANDO COM PAI E MÃE

"É de pequeno que se torce o pepino."

"Minha princesinha é muito novinha para aprender essas coisas."

"Eu não tive educação sexual e estou aqui."

Certamente você já ouviu ou mesmo falou uma dessas frases. Pai e mãe, geralmente, acham seus filhos sempre pequenos quando o assunto é sexo. Mesmo que seus "pimpolhos" estejam na adolescência.

Só que chega uma hora que não podemos adiar essa conversa tão importante para o desenvolvimento saudável das crianças, como se "empurrássemos a poeira para debaixo do tapete".

Um bom começo é um conversar com o outro. Falarem, primeiro, das dificuldades e o que os deixa constrangidos. Essa conversa inicial pode facilitar – e muito! – quando chegar a hora dos filhos. E também para que os dois tenham o mesmo discurso no processo de educar.

Não pode acontecer...

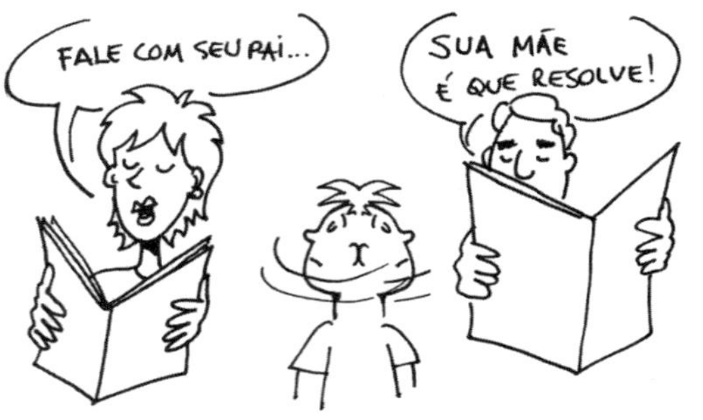

E quando os dois falam *linguagens diferentes*, a prejudicada é a criança, que tem no pai e na mãe – ou em quem a cria – uma referência, um modelo a ser seguido.

Procure ficar mais atento à sexualidade dos filhos e ao que estão perguntando. Esse é um momento importante de aproximação e de mostrar que, na sua casa, esse assunto pode ser conversado naturalmente.

ALGUMAS DICAS PARA ESSA CONVERSA ENTRE PAI E MÃE:

1. Procure conversar como foi a educação sexual de vocês, enquanto crianças. Não teria sido melhor se tivessem um espaço para falar sobre sexualidade e ter as dúvidas esclarecidas?

Essa vivência não pode contribuir para rever a educação sexual que vocês têm dado aos filhos?

2. Quais são as dificuldades de falar sobre sexo com os filhos?

3. Existe o medo de que, informados, os filhos possam ter relações precocemente?

Pesquisas mostram que crianças que conversam sobre sexo com os pais são mais responsáveis e tendem a ter o início da vida sexual adiado, quando já se sentem mais amadurecidas.

4. Como estão percebendo a sexualidade das crianças?

5. O que estão deixando de lado?

Educação sexual – em casa ou na escola – é um processo contínuo e a cada dia estamos aprendendo e tendo a chance de rever o que foi feito como não deveria.

Quando essa relação em casa é aberta, os filhos também contribuem satisfatoriamente com o crescimento dos pais.

Quando pai e mãe conversam, não só a educação dos filhos tende a melhorar, mas o próprio relacionamento em casa, porque passam a entender e compreender melhor o que pensam e respeitar os limites.

Mas só se informar não é tudo. É fundamental que se tenha uma atitude positiva em relação a sexo, que as crianças, desde pequenas, percebam a sexualidade como algo bonito e prazeroso. Porque aí, ao crescerem, maiores serão as chances de terem uma vida afetiva e sexual mais tranqüila.

A gente sabe que a sexualidade mudou muito de uns tempos pra cá. Parece até um cometa. E essas mudanças deixaram os pais perdidos, porque eles vêm de uma geração onde tudo era proibido. E agora, tudo pode! Deparam-se com uma liberdade que a cada dia começa mais cedo. Muitos ficam na dúvida: não permitir nada e não falar sobre o assunto ou "liberar geral"?

Posso adiantar que nem uma coisa, nem outra.

É fundamental, ao se discutir esses temas mais delicados, assim como sobre morte, violência, entre outros, que se use o bom senso. Respeite seus valores internos e vá "digerindo" a idéia aos poucos.

Numa época de transição como a que estamos vivendo, *construir um pensamento sobre os valores sexuais* é muito difícil, porque o que é errado num dia pode ser absolutamente normal em outro. Hoje é muito difícil ter um consenso. Até numa mesma família é difícil encontrar todos os membros pensando de maneira igual em relação a qualquer tema sexual. Por isso, buscar essa *base de valores* em casa é fundamental.

É essa educação, o princípio da ética, os valores de respeito por si e pelo outro, o que você pensa para o seu filho, que caminha com ele para a vida toda.

Em relação à sexualidade, que a criança conheça o seu corpo e saiba cuidar dele, que desde pequena aprenda a se proteger e que perceba a igualdade dos sexos, sem vantagens e/ou privilégios para um ou outro. É isso que se aprende com os pais, desde os primeiros anos de vida. Assim como o carinho e a proteção – pontos fundamentais para um bom desenvolvimento da afetividade.

Às vezes não é preciso falar, mas a atitude representa mais do que qualquer palavra e fica registrada no inconsciente.

Essa história traduz bem o que quero dizer:

NÓ DE AFETO

Em uma reunião de pais, numa escola da periferia, a diretora ressaltava o apoio que os pais devem dar aos filhos, pedia-lhes também que se fizessem presentes o máximo de tempo possível.

Ela entendia que, embora a maioria dos pais e mães daquela comunidade trabalhassem fora, deviam achar um tempinho para se dedicar e entender as crianças.

Mas a diretora ficou muito surpresa quando um pai se levantou e explicou, com seu jeito humilde, que ele não tinha tempo de falar com o filho, nem de vê-lo, durante a semana, porque, quando ele saía para trabalhar, era muito cedo, e o filho ainda estava dormindo. Quando voltava do serviço, já era muito tarde, e o garoto não estava mais acordado.

Explicou, ainda, que tinha de trabalhar assim para prover o sustento da família, mas também contou que isso o deixava angustiado por não ter tempo para o filho e que tentava se redimir, indo beijá-lo todas as noites quando chegava em casa.

Para que o filho soubesse da sua presença, ele dava um nó na ponta do lençol que o cobria. Isso acontecia religiosamente todas as noites quando ia beijá-lo. Quando o filho acordava e via o nó, sabia que o pai tinha estado ali e o havia beijado. O nó era o meio de comunicação entre eles.

A diretora emocionou-se com aquela singela história e ficou surpresa quando constatou que o filho desse pai era um dos melhores alunos da escola.

O fato nos faz refletir sobre as muitas maneiras de as pessoas se fazerem presentes, de se comunicarem com os outros. Aquele pai encontrou a sua, que era simples, mas eficiente. E o mais importante é que o filho percebia, através do nó afetivo, o que o pai estava lhe dizendo.

• MOTIVOS PARA FALAR DE SEXO EM CASA:

- A criança mais informada, e de forma correta, terá maiores chances de saber lidar com sua sexualidade e, no futuro, vivenciá-la sem culpa.
- Conversar sobre esse assunto em casa ajuda a destruir alguns mitos e a corrigir algumas informações e conceitos errados.
- Quando não se tem um espaço para falar sobre sexo claramente e elaborar suas dúvidas, a criança cria fantasias que geram ansiedade e, muitas vezes, no futuro, trazem prejuízos emocionais, de relacionamento e sexuais.
- Possibilita um aumento da intimidade e confiança entre pais e filhos: os filhos passam a ver os pais como pessoas com quem podem contar no caso de uma dúvida ou problema.
- Aumento da afetividade.
- Quando conversam, as crianças ficam mais tranqüilas porque têm suas dúvidas sanadas.
- A criança conhece melhor o próprio corpo.
- Proteção contra um abuso sexual: informado e falando sobre sexo naturalmente com seu filho, ele terá melhores condições de se proteger de situações externas, sem se sentir culpado, com medo das ameaças muitas vezes impostas pelo agressor.

93% dos pais acham que na hora certa saberão conversar sobre sexo com seus filhos.

Fonte: Vox Populi

A falta de informação gera ansiedade e culpa e, numa relação a dois, pode trazer danos irreparáveis.

Para ilustrar, lembro de uma manicure que ia a minha casa ter ficado completamente paralisada após ouvir uma entrevista que eu estava dando para uma rádio, pelo telefone, quando falei que o *não sangramento* na primeira relação sexual não significa que a mulher seja virgem ou não.

Ela ouviu, durante toda a vida de casada, acusações de seu marido de que ela o havia enganado dizendo ser virgem. Isso por não ter sangrado na primeira vez.

A partir daí a vida dos dois foi só briga.

Aquela informação, quinze anos depois, devolveu àquela mulher o alívio de uma culpa que carregava por todos esses anos. Foi como se tivesse encontrado a si mesma.

Caso a mulher não tenha hímen (o que é raro) ou a mulher possuir o hímen complacente, pode acontecer de não haver sangramento.

No caso do hímen complacente (tipo elástico), a penetração pode ser mais fácil, pois as fibras que o compõem são elásticas, daí não sangrar.

O que a falta de informação pode fazer, não é mesmo? Daí a importância de começarmos esse caminho mais cedo.

A informação possibilita:

1. Que as crianças sejam mais responsáveis.
2. Que as escolhas sejam mais pensadas e, com isso, menos chances de errar.
3. Que tenham melhores condições de "administrar" seus conflitos, dúvidas e medos.
4. Que o início da vida sexual seja mais tranqüilo, harmonioso e com prevenção.

O ideal é que a família abra um espaço para a informação. Mas também para o diálogo.

Dialogar é dar oportunidade para a criança aprender. E não só sobre sexo. A primeira grande curiosidade de uma criança é saber de onde vêm os bebês. Quando ela pergunta aos pais e obtém uma resposta confiável, que sacia a curiosidade, descobre um modelo de conhecimento que usará para o resto de sua vida.

É perguntando que ela descobre as coisas, como todos nós.

O importante é ser natural

É fundamental que você, com seu filho, seja natural em relação à sexualidade. A criança ao nascer age com total naturalidade. Essa espontaneidade faz parte do universo infantil.

Tanto que é comum, em algumas creches, as crianças tomarem banho juntas. Ou, em casa, fazerem a maior algazarra embaixo do chuveiro, sem conseqüências negativas para elas.

Somos nós, adultos, quem construímos essa visão distorcida do corpo e da sexualidade.

Se nos preocupamos para que as crianças tenham bons hábitos, respeitem os mais velhos e tantas outras coisas para a boa socialização, não podemos esquecer das questões afetivas nesse processo.

"Está pensando que é fácil, Marcos?"

Claro que não! Eu sei que é difícil, principalmente para aqueles que não tiveram oportunidade de conversar sobre esse assunto em casa, quando criança, mas, como temos visto aqui, precisamos mudar esse conceito.

"Falar é fácil, fazer é que é difícil"

Também é verdade. Mas se você começar a conversar com seu filho e, principalmente, entender que esse assunto pode ser conversado tão tranqüilamente como quem fala das notas do colégio, dos amiguinhos do prédio ou da rua, ou de tantas outras coisas do dia-a-dia, mesmo sem notar já estará dando o primeiro passo.

É possível que, de vez em quando, você possa ter reações como as do tempo das nossas avós. Mas isso também faz parte do aprendizado. E não é para se culpar por isso.

• EDUCAÇÃO SEXUAL

Os pais, como estamos vendo, são muito importantes na educação sexual dos filhos. Digo até que são os mais importantes. Mas não só vocês. Desse processo, participam os amigos, parentes, a empregada de casa, a televisão – que hoje em dia é poderosíssima – e a escola.

A escola pode trazer valiosas contribuições, que vão complementar o trabalho iniciado em casa.

Educação Sexual na Escola:

Alguns objetivos do trabalho a ser realizado na escola:

- Contribuir na melhoria da auto-estima.
- Ajudar a repensar valores e preconceitos.
- Contribuir com informações importantes para um bom desenvolvimento sexual.
- Integrar o aluno – criança ou jovem – ao grupo, sendo muito importante para suas relações sociais.

1993:

Pesquisa realizada pelo Instituto DataFolha em dez capitais brasileiras constatam que 86% das 5076 pessoas entrevistadas são favoráveis à educação sexual.

- Ajudar a aceitação do outro e suas diferenças.
- Contribuir para fazer que os alunos sejam cidadãos mais conscientes.

A sexualidade está presente em todos as faixas etárias. Normalmente, o que acontece é a negação por parte da sociedade e, por não saber como lidar, de muitos professores, que carecem de um programa de capacitação específico em educação sexual.

Vocês, pais, podem propor à escola do seu filho algum trabalho na área.

Sabemos que a não satisfação das curiosidades das crianças gera ansiedade e tensão, pois são questões muito significativas para a subjetividade de cada pessoa. A oferta, por parte da escola, de um espaço onde as crianças possam esclarecer suas dúvidas e continuar formulando novas questões, contribui para o alívio da ansiedade que, muitas vezes, interfere no aprendizado dos conteúdos escolares.

Mas como fazer?

A educação sexual deve começar quando a criança entra na escola, se desenvolvendo durante todo o período escolar.

Da Educação Infantil ao Ensino Fundamental (até a 4ª série), a escola não deve estruturar horários específicos, como geralmente ocorre com as disciplinas curriculares. O trabalho junto às crianças deve acontecer no dia-a-dia, quando esta apresente alguma curiosidade ou tem alguma atitude e o professor considere adequado intervir.

O trabalho de educação sexual é integrado às atividades diárias: quando se for contar histórias, na abordagem de conteúdos no cotidiano da sala de aula, nos jogos e brincadeiras ou em outras situações que se apresentem e possam ser aproveitadas.

O professor, dentro de sua prática pedagógica, deverá identificar em que momento poderá abordar alguns conteúdos de forma sistematizada e planejada. Principalmente na 4ª série, quando muitos já estão entrando na puberdade – na qual a demanda de sexualidade já começa a ficar mais urgente –, e na aula de ciências, que já tem algumas abordagens específicas, que poderão ser ampliadas e mais bem trabalhadas.

No entanto, a educação sexual na escola deve se dar no âmbito pedagógico, não tendo um caráter terapêutico. Ninguém vai cuidar, "tratar" da criança, ser o "doutor" do seu filho. É um trabalho educativo e participativo.

A escola deve discutir os diferentes tabus, preconceitos, crenças e atitudes na nossa sociedade, relacionados à sexualidade. Isso sem ditar normas de "certo" ou "errado", o que se "deve" ou não se "deve" fazer e impor seus valores, acreditando que é o melhor para seu aluno. Os valores e a moral cabem a pai e mãe, e é a base da família. O papel do professor é ser um "dinamizador de idéias", mais do que um "expositor da matéria". O trabalho deve ser compreendido como um espaço para que, através de dinâmicas, se possa problematizar temáticas, levantar questionamentos e ampliar a visão de mundo e de conhecimento.

E você pode sugerir à escola de seu filho que essa proposta seja ampliada também aos pais, com pelo menos um encontro mensal. Ou que algumas atividades propostas tenham a interseção de pai e mãe, contribuindo e trocando idéias.

1997

O Instituto DataFolha realizou uma pesquisa quantitativa para o Canal Futura. Do resultado, 66% dos jovens, 60% das donas de casa e 85% dos educadores disseram sentir falta da educação sexual na escola.

• Olha o jeito que você fala!

Larga esse piru, vai acabar caindo!

Larga esse pinto, vou acabar cortando ele!

Fecha as pernas, você já está ficando uma mocinha!

Ou ainda:

Você não faz nada direito!

Se continuar fazendo isso, vou te trancar no quarto escuro!

Por que você não é igual ao seu irmão?

Sempre ouvimos falar que a palavra tem força. E é verdade.

Muitas das coisas que falamos para nossas crianças ficam gravadas em suas mentes e fazem parte de suas histórias.

Essas frases, quase todo pai e mãe já disse em algum momento. Embora não devesse. Se elas foram compensadas com outras atitudes positivas e carinho, menos mal. Mas a repetição freqüente, cotidiana, pode causar traumas e problemas psicológicos aos seus filhos, indo desde baixa da auto-estima até insegurança e dificuldade em tomar decisões.

Freqüentemente, os pais dizem aos filhos o que ouviram quando crianças, e repetem em momentos que estão estressados ou em situações-limite, quando já não conseguem controlar e impor limites. E essas *agressões da fala* nunca trazem benefícios satisfatórios.

E elas podem ser:

1. Agressões comparativas:
   "Olha o exemplo do seu irmão. Ele já acabou de comer e você continua aí!"
2. Agressões depreciativas
   "Você nunca faz nada direito!"
3. Agressões de dependência:
   "Eu sou a única pessoa em que você pode contar na vida!"

Ouvindo com freqüência, elas acabam assimilando esse discurso e passam a acreditar que são desse jeito mesmo.

Como, por exemplo, quando algumas mães dizem: "Ele é muito preguiçoso", referindo-se ao seu bebê. Como no início da vida a identidade se constrói a partir do olhar dos pais, as crianças acabam se esforçando por corresponder a estas imagens

As agressões, além de comprometerem o comportamento, como a auto-estima de que já falamos e a autoconfiança, também são negativas porque, em vez de conversar, os pais criam barreiras de distanciamento entre os filhos.

Empregar mal as palavras ou dizer frases, digamos, impróprias, uma vez ou outra, não chega a ser uma catástrofe. Mas é melhor não exagerar, não dizer e mudar de atitude o quanto antes.

Ponto e contraponto

Você acha que pai e mãe devem conversar sobre sexo com seu filho pequeno?

"Sim, com nossa filha de 13 anos já conversamos abertamente (eu e minha esposa). Falamos também sobre a importância do uso da camisinha e de que ela precisa saber das conseqüências de todos os seus atos. Com a de 6 já conversamos um pouco porque ela perguntou sobre uma cena na TV, e ainda certa vez pegou uma das minhas camisinhas no meu armário."

Paulo, 33 anos, pai de três meninas: 13, 6 e 2 anos (Nova Iguaçu, RJ)

"Não, a menos que ela perguntasse. E se assim fosse, diria o mínimo necessário para esclarecer a pergunta. Acreditamos que a TV expõe muito sexo e em horas impróprias, por este motivo controlamos bastante o que ela vê na TV.

Na maioria das vezes ela assiste a filmes. Novelas nunca."

Cristina, 30 anos, mãe de uma menina de 3 anos (Nova Iguaçu – RJ)

Vamos continuar essa conversa no FÓRUM deste livro, acessando o site: *www.marcosribeiro.com.br*

3. Como a sexualidade da criança se desenvolve

- Para saber um pouco mais sobre o bebê (até os 3 anos)
- Por volta dos 3 anos de idade
- A descoberta dos 4, 5 e 6 anos
- 7, 8...10: os interesses mudam!
- Ponto e Contraponto

A afirmativa de que sexo é "coisa de gente grande" vem da idéia que se teve, durante muitos anos, de que a criança é um ser assexuado e não tem nenhuma manifestação de sexualidade. E sabemos que não é verdade.

Como imaginar que um ser tão pequeno e indefeso possa ter suas manifestações de sexualidade e erotismo?

O erotismo tem suas bases na infância. Esse é o ponto de partida para uma vivência posterior de sexualidade. O mesmo aconteceu com todos nós.

Para esse processo, é muito importante a figura dos pais na formação desses alicerces. Quando a criança não tem um pai ou mãe biológicos, muitas vezes esse papel é exercido pelos avós.

Se desde cedo, dos primeiros anos de vida, a criança é criada com uma relação saudável com seu corpo, maiores serão as chances de o desenvolvimento de sua sexualidade ser de forma prazerosa e sem traumas.

• PARA SABER UM POUCO MAIS SOBRE O BEBÊ (ATÉ OS 3 ANOS)

Na década de 1940, surgiram os primeiros estudos que mostraram que o contato físico do bebê com a mãe nos seis primeiros meses de vida melhora a sua qualidade motora e intelectual.

Do nascimento até 1 ano e meio de idade, em média, é o período em que ocorre o mais significativo desenvolvimento intelectual e emocional da criança. O grau de relação que se estabelece desde cedo com os pais, com cuidados adequados e atenção, vai ser fundamental para uma vida emocional sadia.

Uma relação inadequada, com falta de proteção e carinho, mesmo quando pequenos, certamente será sentida mais tarde com indivíduos inseguros, dependentes e carentes.

O comportamento sexual inadequado, que pode ocorrer na adolescência ou fase adulta, certamente está ligado a essa *privação afetiva* da infância.

Umas dicas para vocês, pai e mãe, evitarem que isso ocorra:

- Acarinhe muito a criança. Na hora do banho, quando estiver trocando a fralda ou a roupinha, faça massagem no corpo dela.
- Na hora da amamentação, converse com seu filho. Ao segurá-lo contra o seu peito, faça cafuné na cabecinha dele. Dê um sorriso, fique olho no olho passe segurança. Caso ele mame de mamadeira, o comportamento é o mesmo.
- Estimule o pai a fazer o mesmo.
- Ao limpá-la, quando tiver feito cocô ou xixi, não repreenda ou mesmo faça aquela cara de nojo. Isso é importante para que ela não tenha vergonha do que o corpo dela produz. Aos poucos, vai aprender o significado de cada coisa.
- Ao pegar o bebê no colo, pegue com carinho e, se possível, cante baixinho para ele. Passe essa sensação de profundo bem-estar. Você vai ver que o corpo do seu filho relaxa e se acomoda melhor no seu colo, ficando com uma expressão de satisfação no rosto.

Mais tarde, é exatamente essa sensação que acontece no amor entre os adultos, quando se abraçam, sentindo carinho e seus corpos relaxam numa sensação de acolhimento.

O desenvolvimento da sexualidade do seu filho vai depender de todos esses fatores.

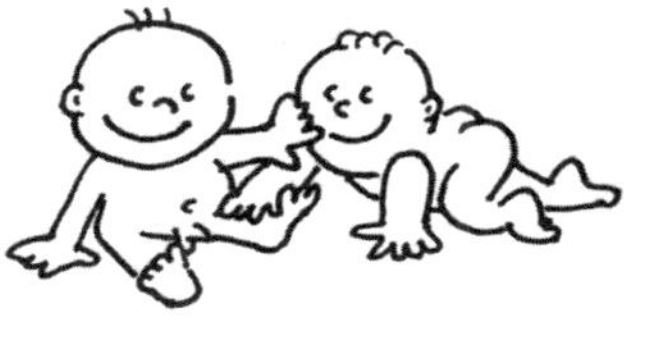

O bebê também faz as suas próprias descobertas: podemos ver com que interesse e entusiasmo uma criancinha começa a descobrir e brincar com os próprios pés e mãos. Mais adiante, ele descobrirá ainda que é divertido e prazeroso tocar partes de seu corpo, inclusive os genitais.

Os meninos podem ter ereção desde o nascimento.

Nas meninas, 24 horas após o nascimento, já podemos observar lubrificação vaginal.

É comum ocorrer a ereção do pênis, nos meninos, assim como do clitóris, nas meninas, na hora da amamentação, por causa da integração com o complexo nervoso da pessoa, que se liga ao centro sexual no cérebro.

Estudos mostram que meninos podem ter ereções, ainda quando se encontram dentro do útero.

As crianças, no primeiro ano de vida, tendem a concentrar a exploração do seu corpo nos órgãos sexuais. O bebê que se toca tem muito mais chance de estabelecer uma melhor relação de intimidade consigo mesmo.

Há momentos, inclusive, em que o bebê fica corado quando, na hora da "brincadeira", fica relaxando e contraindo o corpo. E ele não gosta quando alguém o interrompe.

Algumas pessoas costumam dizer que os bebês são capazes de ter orgasmos. É possível isso?

É sim. Kinsey, um dos mais importantes pesquisadores da sexologia, já relatava, em seus estudos na década de 1940, evidentes orgasmos em bebês de ambos os sexos durante o primeiro ano de vida. Mas é claro que não é parecido e dentro do contexto como para nós adultos, porque aí já envolve fantasias, escolhas, etc.

Não são só os genitais que têm um significado evidente na sexualidade das crianças. Mas os lábios e a boca também.

Antes de 1950, a prática mandava oferecer colo e carinho só na hora da mamada. O recém-nascido, acreditava-se, tinha manhas. Hoje sabe-se que a nutrição afetiva é tão importante quanto a alimentar e que a criança não tem manha, mas necessidades.

A boca não é só necessária para a alimentação, quer dizer, para a sobrevivência da pessoa, mas também é um ponto de prazer e bem-estar importante. Já notaram que tudo que a criança pega leva à boca? É que, nessa fase, é através da boca que a criança tem o primeiro contato com o mundo, que coincide com a amamentação. E esse ato de sugar o peito é muito importante no desenvolvimento.

Estudos na área de psicologia do desenvolvimento mostram que o bebê cujo comportamento foi aceito naturalmente, nas etapas de seu crescimento, chegam à idade adulta com muito menos sentimento de culpa, vergonha do corpo ou ansiedade do que os que só sofreram proibições.

Como se dá o desenvolvimento dos cinco sentidos da criança

O bebê quando nasce, mesmo prematuramente, já enxerga, escuta, sente cheiro, tem paladar é bastante sensível ao tato, mesmo que não tenha desenvolvido completamente um ou outro sentido.

VISÃO

No passado, dizia-se que os bebês só viam vultos. Hoje sabemos que mesmo os recém-nascidos enxergam bem.

É através dos olhos que ele vai se comunicar com os outros: mãe, pai, irmão... e sentir-se acarinhado e com sentimentos de amor, admiração, encantamento e proteção. Mais do que uma comunicação, o bebê precisa desse contato.

1983:

Estudo revela que o contato olho no olho entre mãe e filho deixa o recém-nascido em alerta.

AUDIÇÃO

Por volta da 20a semana de gestação, o bebê ouve sons. A partir da 28ª semana, o cérebro passa a processar essas informações, transformando-as em memória.

Desde que nasce, a criança já identifica a voz da mãe. Para a formação dos *"vínculos afetivos"* (de relacionamento), esse é um momento muito importante. Principalmente porque o que ouve, quando brincam com ela e dizem que gostam dela e que é uma "gracinha", vai ser fundamental para, mais tarde, não ter vergonha de falar e expressar em sons o que está sentindo.

OLFATO

Nos primeiros dias de vida, o bebê já é capaz de identificar o cheiro da mãe.

Para mãe e bebê, esse é um forte componente de vínculo amoroso.

Mas não fica só na relação materna. Com poucas semanas, o bebê já é capaz também de reconhecer a voz e o cheiro do pai, sendo igualmente importante que se desenvolva esse vínculo entre eles.

Segundo a psicóloga Maria Tereza Maldonado, "sentir o cheiro do neném ou de suas roupinhas antes mesmo de pegá-lo no colo pode ser estímulo suficiente para provocar leite na mãe que está amamentando. Aliás, em termos hormonais, a maternidade é parte integrante do desenvolvimento psicossexual da mulher: a ocitorina é o principal hormônio responsável pelas contrações do trabalho de parto, pelo leite e pelo orgasmo".

PALADAR

A partir da sétima semana de gestação, começam a se formar as cercas de 10 mil papilas gustativas na língua e na boca. São elas que detectam os quatro sabores: salgado, doce, amargo e azedo.

A boca é para o bebê, desde pequeno, uma parte importantíssima, pela qual se alimenta e sente prazer, como vimos anteriormente. O contato da boca do neném com o seio da mãe produz diversos estímulos prazerosos: o calor, o cheiro, o gosto da pele e do leite e os movimentos corporais de ambos, nesse momento, reforçando ainda mais a relação entre ambos, são importantes para o desenvolvimento da pessoa por toda a vida.

TATO

Quando o bebê nasce, a pele já está tão receptiva ao toque que o cérebro registra qualquer contato que se faça no corpo, por mais leve que seja.

Como já vimos aqui no livro, o toque no bebê, fazendo carinho e uma massagem, até mesmo com a ponta dos dedos, pode fazê-lo relaxar, sentindo-se cuidado e protegido.

São toques que reconfortam e mostram carinho, solidariedade e atenção. E quando for tocar no seu filho, lembre-se de que ombros, pescoço, pés, mãos e ventre são as áreas do corpo que mais necessitam desses toques carinhosos.

As cólicas do bebê podem ser aliviadas dessa forma.

A importância do abraço no bebê

Abraçar não é só um ato de amor ou carinho. É de vital importância tanto quanto comer e beber.

Pesquisa realizada pela pesquisadora americana Mary Carlson revelou que a falta de afeto – contato físico, como o abraço – atrapalha o crescimento do bebê.

A ausência de um afetuoso abraço, por exemplo, é capaz de desequilibrar os níveis de cortisol, hormônio que, entre outras funções, interfere na liberação do HGH – o hormônio do crescimento.

Um estudo foi feito com sessenta crianças de até três anos que viviam em orfanatos e creches. Elas recebiam alimentação adequada, roupas e abrigo. Mas não tinham toque, carinho ou eram abraçadas pelos responsáveis por esses lugares. O resultado é que apresentaram alterações nos níveis de cortisol.

Quer dizer, a falta de abraço provoca um descontrole na produção desse hormônio.

Mas como um simples abraço ou um toque afetuoso pode interferir num sistema tão complexo como o hormonal?

É simples: o abraço é interpretado no cérebro como uma emoção positiva que desencadeia uma descarga hormonal que acaba resultando no aumento da produção do hormônio do crescimento (HGH).

Tudo isso acontece, em primeira mão, na nossa pele quando é tocada, por ser uma imensa rede de terminações nervosas ligadas diretamente ao nosso sistema nervoso que, por sua vez, se liga ao cérebro.

Isso é tão importante que existe hoje o que os pesquisadores chamam de *Síndrome de Hipossecreção do HGH*. Ou seja, baixa secreção do hormônio HGH.

O problema surgiu quando verificavam que algumas crianças que não cresciam normalmente tinham todas as condições, inclusive genéticas, de fazê-lo. Tinham pais altos, faziam esporte, mas as taxas do hormônio do crescimento continuavam baixas.

Uma característica comum em todas elas é que viviam em orfanato, sem colo, sem carinho ou atenção. Quando levadas para uma casa de família, em festas de fim de ano ou férias, essas crianças registravam um aumento dos níveis de HGH. E, com isso, cresciam melhor.

É claro que essa falta de carinho não ocorre necessariamente em orfanatos e creches. Encontramos crianças nesses ambientes que são muito amadas. Em compensação, outras, junto de seus pais em famílias bem estruturadas, têm tudo no sentido material, mas falta o principal para o seu bom desenvolvimento emocional e físico, como estão vendo, que é o amor.

O seu filho na escola

De 1 a 2 anos

Características

- Criança centrada em si mesma.
- Experimenta os objetos e suas ações, promovendo um autoconhecimento.
- Capacidade de fantasiar.

Como se comporta na escola

- Estabelece uma relação afetiva com a professora.
- Realiza experiências com o próprio corpo, como rolar no chão, balançar, escorregar, sujar-se, etc.

E o professor, como deve agir?

- Não impedir as experiências da criança nas descobertas de si mesma.
- Expressar carinho: abraçar, beijar, colocar no colo, brincar junto, possibilitando que ela desenvolva suas habilidades.
- Dar vazão às fantasias das crianças.

• POR VOLTA DOS 3 ANOS DE IDADE

As crianças dessa idade já começam a falar, e muitas ficam falando sem parar, tipo "tagarela". O que faz, também, que tenham uma melhor compreensão do que falam pai e mãe. A linguagem será importante para o desenvolvimento da identidade sexual.

A total dependência começa a diminuir um pouco, pelo fato de a criança começar a andar – pula, corre, rola no chão e não cansa. Pai e mãe são quem ficam esgotados.

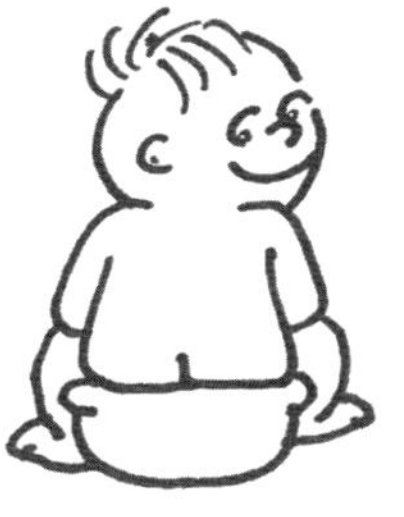

Os pais começam a ter um outro desafio: educar o filho no controle das fezes e que o cocô deve ser feito no *peniquinho* ou vaso sanitário, com seu auxílio. Essa é a oportunidade, inclusive, para falar de higiene – ensinando-a, mas sem pressa, a se limpar.

Isso tudo pode acontecer um pouco antes, aos 2 anos de idade. Mas lembre-se: cada criança é diferente, por isso, uma pode amadurecer mais cedo enquanto outra demora um tempo um pouco maior.

É nessa idade que entra um outro fator muito importante para o desenvolvimento: a identidade sexual (depois vamos falar sobre esse assunto). É a descoberta do próprio corpo e, principalmente, dos órgãos sexuais – em que também começa a brincar com eles: é a masturbação.

Começa, junto com os amiguinhos e as amiguinhas, a ver e descobrir as diferenças: que menino tem pênis e menina tem vulva.

A curiosidade aumenta entre a criançada, que quer saber de onde vêm os bebês, como eles nasceram.

Os pais ficam superconfusos, sem saber como responder, com medo de que uma resposta negativa possa influenciar todo o aprendizado sexual do seu filho. E pode mesmo. Uma atitude positiva, sem preconceito e natural, como já vimos aqui, trará resultados muito mais saudáveis.

Você pode aproveitar e, na hora do banho, falar sobre o pênis e a vulva, falar para que o menino fique diante do espelho para ver seu piruzinho. Mesmo o órgão sexual do menino sendo visível, é importante esse aprendizado. Já com a menina, você pode pegar um espelhinho e, quando sua filhinha estiver no banheiro ou no quarto, ensinar a sentar de perninhas abertas e, colocando o espelho, ver detalhadamente seu órgão sexual, a vulva. Faça isso com ela, mostre como fazer. Depois ela imita.

Não é muito cedo pra essas coisas?

Não é não! Até porque esse conhecimento vai ser importante para a formação da identidade sexual. E é sobre isso que vamos falar agora.

Identidade sexual

Identidade sexual (ou identidade de gênero, como também é conhecida) é a percepção interna, o que você acredita que é, como ser homem ou mulher. E é determinada muito cedo, nos primeiros anos de vida – até os 3 anos de idade.

A formação da identidade sexual é um aspecto básico do desenvolvimento da personalidade de cada pessoa.

Logo ao nascer, a criança é identificada como menino ou menina, levando em conta seus órgãos sexuais. A partir daí, integrado a outros aspectos do desenvolvimento, começa a ser estruturada a identidade sexual.

Podemos dizer que a criança tem um *"núcleo de base"* da identidade sexual, ainda primário, que compreende os seus sentimentos de ser menino ou menina.

E esse núcleo, ao contrário do que muitos pais e mães imaginam, é formado durante os 3 primeiros anos de vida. Parecido, inclusive, com o que ocorre na aquisição do linguagem – a possibilidade de o seu filho falar.

Cada pessoa tem as condições biológicas para a aquisição da linguagem, mas só aprende a falar a partir da estimulação psicológica e social – pai e mãe, quando ficam brincando com o filho pedindo "diz o nome do papai" ou "diz o nome da mamãe", mesmo sem saber, estão estimulando seu filho a falar. Assim como o ambiente em que a criança vive vai ser muito importante nesse processo.

No caso da identidade sexual, não é tão diferente. Existe a "base", e é a interação dos aspectos psicológicos e sociais que faz que a criança adquira o sentimento de ser menino ou menina – ou seja: sua identidade sexual.

Como podemos ver, estamos "ligados" (é a predisposição inata), mas não programados para uma identidade sexual, assim como não estamos programados para uma determinada forma de linguagem específica.

Uma e outra estão programadas, mas o desenvolvimento – como vai se dar – tanto da linguagem como da identidade vai depender do contato, da estimulação do meio social e psicológico.

Os pais, por serem os que mais de perto interagem com a criança, exercem uma grande influência na estruturação da identidade.

Mas não são só os pais. A linguagem e a correlação com os órgãos sexuais ("você tem pênis, então é menino" ou "você tem vulva, então é menina") e o conhecimento que a criança tem disso tudo também contribuem nessa formação.

Essa percepção social, que a criança aprende do que seja ser menino ou menina, está correlacionada com a visão que a nossa sociedade tem do que seja ser homem ou mulher. A isso chamamos de papel sexual.

O *papel sexual* (ou papel de gênero) é o conjunto de condutas esperadas de uma pessoa desde criança, de acordo com o que a sociedade e a cultura estabelecem do que seja um comportamento masculino e feminino..

Os primeiros condicionamentos da nossa sociedade estabelecem regras como: meninos, por ter pênis, devem fazer xixi de pé, como seus pais; e meninas, por ter vulvas, devem urinar sentadas, como suas mães. Essa é, entre tantas outras que estão por vir, a primeira aprendizagem que mostra claramente a diferença entre meninos e meninas.

Um pouco mais tarde, as crianças vão ouvir:

As meninas

"Fecha as pernas porque você está ficando uma mocinha!", dizem alguns pais preocupados.

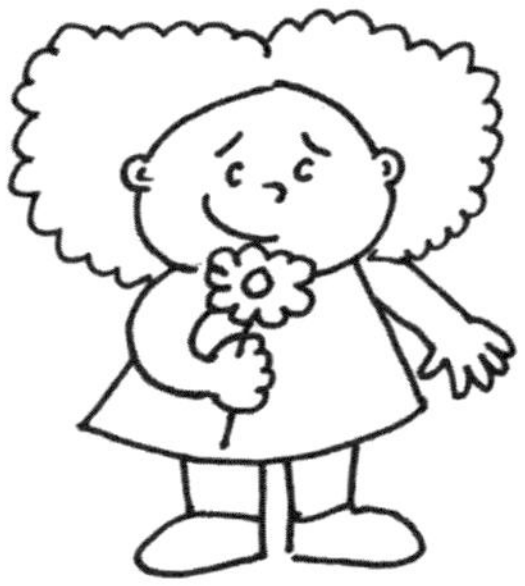

Em compensação, para ***os meninos***

"Mostra que é homem!", se animam os pais.

Os garotos, para não decepcioná-los, reafirmam:

"Aqui, ó!"

Desde pequenos, então, vemos essa discriminação na educação dos pequenos, com um incentivo da sexualidade aos meninos, e mais tarde aos homens; e uma série de proibições às meninas, com reflexo na sua sexualidade adulta.

O modo como os pais criam seus filhos vai definindo, desde cedo, o que é próprio de homem e o que é próprio de mulher, segundo os critérios de nossa sociedade.

Dentro desses padrões, todos falam mais suavemente com o bebê quando é *menina* e de forma mais rude quando é *menino.*

Meninos e meninas recebem brinquedos bem diferentes e as roupas são nas cores consideradas próprias para cada sexo: rosa para as filhas e azul para os filhos. Certamente, os pais ficariam constrangidos se seu *garotão* ganhasse uma roupa rosa ou uma boneca para brincar e sua *princesa*, uma bola para jogar.

O processo de identificação com os pais é fundamental para a elaboração (o que se passa internamente na pessoa) e o desempenho dos *papéis sexuais.*

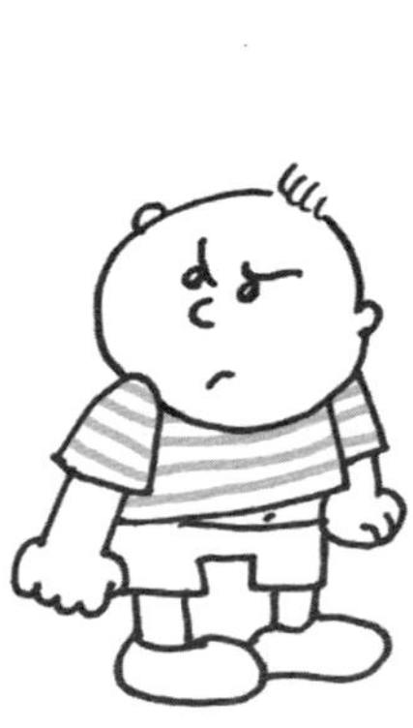

Meninos que têm o *sentimento de ser masculino* (na sua identidade sexual), significa que internalizaram a figura do seu pai. Então, mais fácil será para incorporar os papéis sexuais vivenciados pelo pai.

Ou seja: aquele papel de homem que todos esperam: ser forte, competitivo, não demonstrar afeto, não chorar, etc.

De forma parecida acontece com a menina, em relação à mãe. Então, mais fácil será vivenciar os papéis sexuais da mãe, quer dizer, os que são esperados dela como mulher: ser mais frágil, dócil, emotiva, etc.

A partir daí, o próprio meio social vai trabalhando para que, cada vez mais, ambos estejam ajustáveis dentro do que a nossa sociedade estabelece como certo para cada sexo. Mas vale lembrar que os valores sociais não são eternos: mudam de acordo com a época, momento histórico, etc.; então, o que é errado hoje pode não o ser amanhã e vice-versa. Aliás, nós temos mudado muito rapidamente nas últimas décadas.

Se, ao longo do desenvolvimento, as crianças não seguirem esses padrões preestabelecidos, certamente serão motivos de conflitos em casa e no meio que a cercam

Um pai fica muito preocupado quando o seu menino é mais sensível e prefere desenhar em vez de lutar; quando é mais afetivo do que agressivo. Mas fique tranqüilo, isso não significa que sua identidade sexual será comprometida, pois esses não são sinais de que mais tarde venha a não querer se relacionar sexualmente com mulheres. O caminho da homossexualidade é outro, mais complexo. E que também deve ser respeitado.

O menino pode ser sensível, gostar de pintura e continuar a se sentir menino. Quando sua identidade básica é de homem e a sociedade não o fica cobrando, dizendo que essas coisas não são de homem, nem seus pais demonstram menos afeto e aceitação porque seu menino, para eles, não é tão homem quanto planejaram, esse menino pode crescer sem problemas, apenas diferente dos demais.

Mas, se as críticas à sua forma de ser forem o *eixo principal*, os conflitos poderão ser constantes e freqüentes, trazendo dúvidas sobre o sentimento de "ser homem". Aí, a repercussão vai ser não só nos *papéis sexuais* que estamos vendo aqui, como numa identidade conflituosa ou na orientação sexual.

A *orientação sexual* é a manifestação sexual do nosso desejo. É a atração sexual. É para onde o nosso impulso sexual se direciona: seja se relacionando sexualmente com uma pessoa de outro sexo (heterossexual), do mesmo sexo (homossexual) ou com pessoas dos dois sexos (bissexual).

É importante entender, até para uma melhor compreensão da sexualidade da criança, que o desejo é inerente à pessoa, mas tomará "contornos" diferentes para cada um, a partir das influências biológicas, psicológicas e sociais que vimos aqui.

A orientação sexual é, portanto, um dos aspectos que compõem a identidade sexual. Mas é importante que fique claro: não é sinônimo dela.

Pai e mãe: atenção às atitudes!

A orientação sexual não pode ser a medida para o julgamento moral de uma pessoa.

A sexualidade é um dos aspectos da identidade pessoal e social de cada um, mas o seu filho é muito mais do que a sua sexualidade.

Mais importante do que ser hetero, homo ou bissexual (e isso causa conflitos imensos nos pais, assim como sentimentos de culpa), é ser capaz de viver a própria sexualidade de forma saudável, respeitando a si e ao outro.

Torna-se fundamental que você fique atento ao lidar com seu filho caso ele não corresponda às expectativas próprias do papel sexual como falamos. O deboche, a brincadeira maldosa, as piadinhas de mau gosto não só não adiantam nada como representam desrespeito à pessoa, e fazem que, mais tarde, tenhamos jovens e, conseqüentemente, adultos inseguros, rejeitados e com sentimentos de desvalia. E isso, você, enquanto pai ou mãe, pode evitar que aconteça.

O seu filho na escola

Aos 3 anos

Características

- A criança começa a ficar mais centrada no outro (principalmente pelas descobertas que começa a fazer na sexualidade).
- Os pais passam a ser modelos (lembrem-se dos temas que acabamos de tratar).
- Podem ocorrer *jogos* de troca de papéis (menino vestir-se com a roupa da mãe e menina com a do pai). Mas não se preocupem, isso é normal.
- É comum a masturbação em situações mais íntimas (banho, trocando de roupa, etc.). Isso significa o conhecimento do próprio corpo.

Como se comporta na escola

- Para a menina, a professora é um modelo de identificação, dentro das descobertas que falamos. Para os meninos, por sua vez, a professora é o outro que está sendo conhecido.
- Podem acontecer momentos de breve masturbação.

E o professor, como deve agir?

- Compreender que essa idade é de mudanças significativas e que deve lidar com situações novas como os jogos sexuais e a masturbação, já que são etapas importantes para o desenvolvimento infantil.

• A DESCOBERTA DOS 4, 5 E 6 ANOS

Nessa faixa etária, as crianças começam a se interessar pela reprodução, como se engravida e até mesmo como o bebê faz para sair da barriga da mamãe (tudo isso dentro da linguagem dela, claro!)

A amizade também começa a exercer influência, e meninos e meninas começam a ter seu primeiro amiguinho ou amiguinha.

Como a criança parece uma "espoleta", não pára!, é um momento em que os pais precisam dobrar sua atenção. E começar a estabelecer os limites. Sei que tudo que o filho faz é uma *gracinha*, mas não esqueçam que essa criança será adulto amanhã. Não é nada rígido, mas algumas regras simples precisam ser colocadas.

O aumento do interesse pelas questões sexuais, até porque está descobrindo o corpo, pode fazer a criança dizer que vai se casar com o pai ou a mãe. Alguns pais ficam preocupados, mas tranqüilizem-se, é um fato comum.

Começam, também, a dizer que "fulano(a)" é seu namorado ou namorada, às vezes até fala isso referindo-se a pessoas mais velhas ou mesmo ídolos.

Todo esse processo faz parte dessa "experimentação" infantil, onde cada dia é uma descoberta e um aprendizado para a criança.

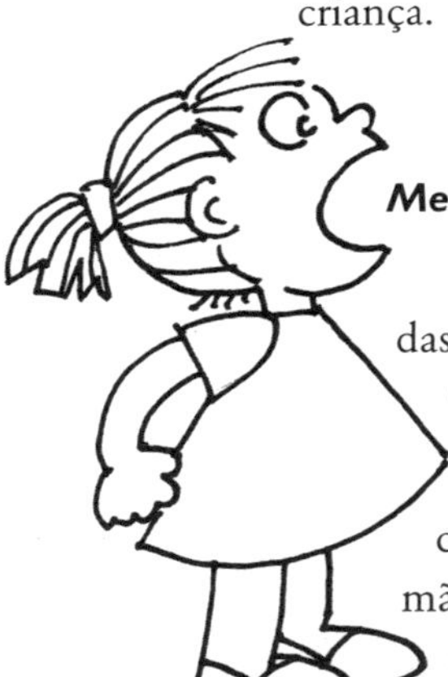

Meeeeeeeeeeeeeerrrrrrdaaaaaaaaa!!!!!

A criança, aos 5 anos, já está com um domínio maior das palavras, e começa a aprender e repetir os palavrões. Quanto mais os pais repreendem, mais elas vão repetir.

O auto-erotismo começa a ficar muito presente, culminando na masturbação. Em vez de proibir, pai e mãe poderiam fazer um esforço e lembrar de quando eram pequenos e também se masturbavam.

O que é complexo de Édipo?

Certamente você já ouviu essa expressão. Já houve até uma novela na Rede Globo (*Mandala*), estrelada por Vera Fischer e Felipe Camargo, que abordava esse assunto.

Os psicanalistas, estudiosos de Freud, acreditam que, dos 3 aos 5 anos de idade, a criança passa por uma importante fase de desenvolvimento, conhecida como *período edipiano*.

Vale dizer que esse nome é baseado na lenda grega, na qual o filho Édipo matou o pai e casou-se com a mãe.

Na infância, os psicanalistas acreditam que o menino odeia o pai porque ele é seu rival na conquista de sua mãe. Mas tudo isso dentro do imaginário da criança. Tanto que é comum encontrarmos o menino vestindo a roupa do pai (porque, na cabecinha dele, parecendo-se com seu pai será mais fácil conquistar sua mãe). O menino, então, tem medo que seu pai dê o "troco", revide, arrancando seu pênis (chamado de *complexo de castração*). Fazendo uma relação com seu dia-a-dia, já notou que, por qualquer coisa, o menino leva a mão ao pênis com medo de "cortarem" ele? É justamente nessa fase. No fim, essa "competição" pela mãe e o medo do pai desaparecem.

As meninas passam por um período semelhante, só que, nesse caso, chamamos *complexo de Electra*.

Começa com a menina verificando que não tem pênis (conhecido como "inveja do pênis") e culpa a mãe por isso. Assim, compete com a mãe para conquistar o pai. Assim como o menino, isso faz parte do imaginário, da fantasia da menina, na evolução da sua sexualidade, segundo os psicanalistas. A menina também coloca as roupas, o sapato alto da mãe, para que, parecendo com ela, tenha a afeição do pai.

É comum, aliás, que, quando pai e mãe estão sentados, abraçados, no sofá da sala, vendo televisão, a criança entre no meio dos dois. O mesmo acontece quando estão na cama, conversando. Isso acontece tanto com o menino, como com a menina.

A teoria psicanalítica é defendida por aqueles profissionais que têm essa compreensão do comportamento humano. Em particular, ao desenvolvimento da sexualidade infantil.

Importância da família

De todos os grupos sociais que pertencemos, a família é o primeiro e o mais importante. Ela é a responsável direta pelo cuidado e desenvolvimento da criança – muitas vezes quando o menino ou a menina mora num abrigo ou orfanato, a instituição desempenha esse papel.

Dentro da evolução das últimas décadas, as crianças precisam se adaptar aos mais diferentes tipos de "núcleos familiares". Temos pai, mãe e filhos; mãe e filho; pai e filhos; pai e mãe e filho adotivo; e crianças que são criadas pela avó, madrasta, tia, prima ou ainda pela namorada da mãe ou namorado do pai, na união homossexual (inclusive projeto nesse sentido, de união de pessoas do mesmo sexo, através de Parceria Civil Registrada, já tramita no Congresso Nacional como Projeto de Lei 1125/95, de autoria da então deputada Marta Suplicy, do PT/SP).

Existem famílias onde só o pai trabalha; ou ambos; ou só a mãe (tipo de família que tem aumentado em nosso país); ou, também, onde os irmãos mais velhos trabalham e contribuem para o rendimento familiar.

Mas, independentemente da organização familiar, o mais importante é que seja um espaço de discussão e crescimento mútuos, no qual se possa conversar, trocar experiências e resolver seus conflitos sem violência. Porque esse ambiente saudável e de equilíbrio vai contribuir muito satisfatoriamente para o bom desenvolvimento do seu filho – a primeira referência do mundo que ela conhece começa em casa e com vocês.

As crianças, ao crescerem, começam a rever esses valores familiares, refletir sobre eles, criticar ou aceitá-los e construir os seus *valores pessoais*.

O seu filho na escola

Aos 4 e 5 anos

Características

- Fase de possessividade em relação à mãe.
- Ciúme e, quando não atendida, sentimento de rejeição.
- Jogos com os papéis sexuais.
- Curiosidade com o corpo do outro.

Como se comporta na escola

- Busca a atenção e a exclusividade da professora.
- Começa os "namoricos", muito mais de forma fantasiosa do que real. Mas um namorinho existe.
- A presença de jogos sexuais é feita às escondidas. E é dessa forma porque já internalizou o que os adultos proíbem.
- Curiosidade em conhecer o corpo do coleguinha. Às vezes esses jogos sexuais infantis acontecem no banheiro da escola.

E o professor, como deve agir?

- Ser paciente com as demonstrações de ciúme;
- Quando ocorrer esse ciúme entre os colegas, procurar intervir para não ocorrer uma competição;
- Essa brincadeira, "jogos sexuais", deve ser tratada com muita delicadeza, procurando não estabelecer uma repressão incisiva, mas buscando o bom senso e o respeito aos limites que a escola colocar. Ou seja, verificar cada realidade.

Aos 6 anos

Características

- Prosseguem as descobertas, os toques e os jogos sexuais.
- Meninos: podem começar um "troca-troca" pela curiosidade de conhecer o que o outro tem.
- Meninas: curiosidade com o corpo dos meninos.

Como se comporta na escola

- Pode acontecer o "troca-troca" em ambientes mais escondidos da escola ou mesmo no banheiro.
- Há namoro entre os colegas.

E o professor, como deve agir?

- Continua a necessidade de a escola se posicionar em relação à sexualidade do seu aluno, para que o professor possa desenvolver suas ações de forma planejada e saber como lidar com questões complexas, como a do comportamento da criança na escola.
- Nunca reprimir as manifestações de sexualidade do seu aluno.
- Lidar com as questões sexuais, de forma natural e sem tabus.

• 7, 8... 10: OS INTERESSES MUDAM!

Entre 7 e 10 anos, percebemos um rápido desenvolvimento social das crianças, que em breve estarão na puberdade (por volta dos 11, 12 anos), na qual ocorrem as mudanças do corpo.

Os vínculos de amizade começam a se fortalecer.

Aos 7 anos (ou um pouco antes, aos 6), dá-se início ao "Clube do Bolinha" ou ao "Clube da Luluzinha", onde as crianças se organizam formando a sua "turma", a partir de interesses iguais. Muitas vezes, para fortalecimento interno do grupo, os meninos começam a competir e a implicar com a turma das meninas. Enquanto eles dizem que as meninas são "manteiga derretida", por chorarem à toa (contestando uma característica feminina que é a emoção à flor da pele), elas, por sua vez, dizem que os meninos são brutos e briguentos (e essa agressividade é incentivada por muitos pais, que a considera "coisa de homem").

A formação desses grupos é um momento no qual meninos e meninas aprendem a lidar com o "igual" e o "diferente". Pais e professores precisam ficar atentos para a rigidez de alguns deles, para que não se transformem numa "guerra dos sexos".

A convivência em grupo, a partir dessa idade, permite que a criança solidifique sua própria identidade e, progressivamente, expresse sua própria opinião e se coloque mais claramente, o que será importante para o convívio social que a cada dia se intensifica.

Quando menores, as crianças estavam muito voltadas para a descoberta de ser menino ou menina, para a formação da identidade sexual. Agora, essa situação se transformará com a consolidação disso tudo e, com a aproximação da puberdade, aumenta – de forma mais afetiva – o interesse pelo outro.

Sexualmente, as descobertas continuam e é provável que a masturbação se intensifique também. Os pais precisam estar tranqüilos e cientes de que algumas dessas brincadeiras serão feitas pelo seu filho com o amiguinho e pela sua filha com a amiguinha.

Se, aos 7, 8 anos – ou até um pouco antes, se considerar necessário – seu filho não fizer nenhuma pergunta sobre sexo, você pode aproveitar uma cena na televisão, ou qualquer situação, e começar a conversar sobre o assunto.

Ou, quando possível, faça um passeio com ele até a uma livraria e mostre alguns livros infantis que falem sobre o assunto. Pode ser um primeiro passo importante, além de começar a freqüentar livrarias, o que é sempre muito bom.

Aos 9, 10 anos, nas festas infantis, podem acontecer os "joguinhos de beijo", onde um "rouba" um beijo do outro, num ensaio para a vida adulta.

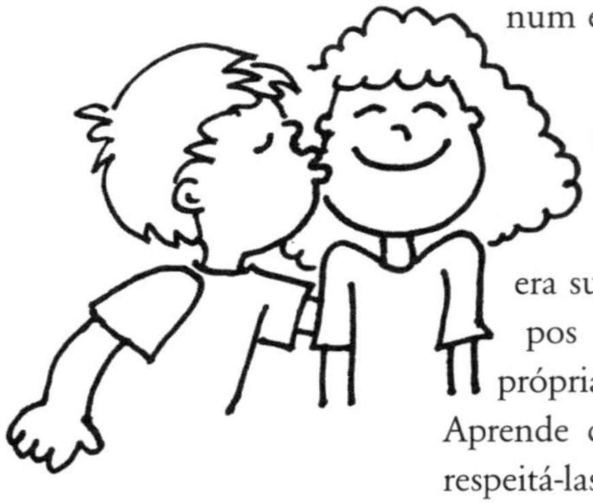

Toda essa convivência, de amizade ou "namorinhos", permite que a criança exercite seu jeito pessoal, a conhecer o outro, a se defender e perceber seus limites e os do outro. Até então, o ambiente familiar era sua realidade mais próxima. A entrada em outros grupos facilita para que a criança tenha mais clareza da própria identidade, do que gosta e do que não gosta. Aprende que, num grupo, as regras existem e é importante respeitá-las.

O contato com o grupo e, por outro lado, as descobertas sexuais, contribuem muito satisfatoriamente para sua auto-estima e segurança em si mesma.

O seu filho na escola
Dos 7 aos 10 anos

Características

- Nessa faixa etária, as "brincadeiras sexuais" são escondidas, porque as crianças sabem que elas são proibidas.
- Os comportamentos de papéis sexuais estão mais presentes, reproduzindo o que a sociedade espera.
- Organizam-se em grupos.
- Há a necessidade de saber mais sobre sexo.
- Antes da entrada na puberdade, começam a ficar mais presentes os sentimentos e satisfações sexuais.

Como se comporta na escola

- Muitas vezes "somem" da vista do professor, principalmente quando dizem que estão de namorinho.
- Já são capazes de formular questões de cunho informativo.
- Organizam-se em grupos ("Clube do Bolinha" e "Clube da Luluzinha"). Os

meninos acham as meninas chatas, frescas e reclamonas. As meninas consideram os meninos muito mal-educados, chatos e "crianções".

E o professor, como deve agir?

- Promover, com seu trabalho, a integração dos grupos.
- Promover debates, conversas, objetivando explicar as diferenças entre meninos e meninas, e as semelhanças, procurando desfazer as idéias fantasiosas entre eles.
- Esclarecer os seus alunos sobre as questões de sexualidade importantes, para que eles conheçam melhor o seu corpo e o do outro.
- Dirigir as atividades de forma mais precisa, para que a criança tenha mais segurança em desempenhá-la e, aos poucos, buscar sua autonomia.

Ponto e contraponto

Você lida de forma tranqüila com os jogos sexuais e as "brincadeiras" na infância?

"Sim, lido com tranqüilidade uma boa parte das vezes, entretanto, há situações em que me pego fazendo julgamentos equivocados sobre o que está acontecendo. Procuro então parar e refletir se o que estou pensando se enquadra ou não na situação. Quando vejo que não há sentido, procuro rever meus paradigmas."

Liliana, 39 anos, mãe de um menino de 4 anos (Brasília, DF)

"Não, porque meu papel como mãe é o mais importante no processo de educação sexual dos meus filhos. Se eu não dialogar com eles e encarar isso tudo com tranqüilidade, não serão a mídia, os jogos, a leitura, etc., que têm papel importante neste processo, que irão construir uma educação sexual sadia."

Sandra, 25 anos, mãe de uma menina de 8 e um menino de 3 anos (Brasília, DF)

Vamos continuar essa conversa no FÓRUM deste livro, acessando o site: *www.marcosribeiro.com.br*

4. A criança descobre o seu corpo

- **A erotização da criança**
- **Masturbação**
- **Jogos sexuais**

• A EROTIZAÇÃO DA CRIANÇA

A erotização precoce é um fenômeno que, hoje, tem atingido um número grande de crianças. É uma sensualidade à flor da pele, não compatível com a idade. E os pais ficam sem saber como lidar com isso, apesar de muitos contribuírem para esse processo.

A infância se caracteriza por um momento de proteção e aprendizado da sexualidade. Mas essa aprendizagem segue etapas muito significativas, que se relacionam com o desenvolvimento como um todo, como vimos no capítulo anterior. Quando pulada ou "queimada" uma dessas fases, a criança poderá sofrer, no futuro, conseqüências muito negativas, que interferem no seu comportamento.

Pai e mãe precisam ficar muito atentos às suas atitudes para com o filho. Criança é criança e, como tal, não deve ter a sua sexualidade e comportamento antecipados: seja nas danças erotizadas, nas roupinhas insinuantes, na maquiagem que coloca meninas pequenas de batom e sombra, ou em gestos eróticos que, muitas vezes, têm os pais como platéia, como é o caso em algumas festas infantis.

Essa dificuldade que tem se apresentado para a educação dos pequenos traz algumas incertezas do tipo "até onde ir?" ou "se eu não permitir, posso causar traumas no meu filho?". Mas não é bem isso. Os limites são importantes para a educação e a socialização das nossas crianças. E, em relação à sexualidade, muitas estão tendo atitudes e vestuário que seriam adequados para idades bem acima da sua, fazendo coisas que precisam de outros componentes do desenvolvimento, que ainda estão por vir, para que sejam feitas de modo que cada etapa seja vivenciada de forma tranqüila e saudável.

As crianças estão imitando a sexualidade adulta sem condições reais. Isso, mais cedo ou mais tarde, trará prejuízos éticos e emocionais, assim como para sua identidade.

É preciso que pai e mãe revejam sua atitude quando permitem que sua filha de 4 anos fique rebolando sobre uma garrafa. Ou vá às festinhas vestida de Darlene (personagem interpretado pela atriz Deborah Secco na novela *Celebridade*, da Rede Globo). O mesmo serve para os meninos: quando sua sexualidade fica exposta, ele é empurrado para o sexo precocemente ou reproduz de forma exacerbada o comportamento machista, seguindo os estereótipos da nossa sociedade.

Isso tudo não é só uma brincadeira, e sim é a vivência de uma sexualidade numa idade inadequada. Essa criança erotizada vai deslocar para a sexualidade toda a sua afetividade infantil. Ao chegar na adolescência, quando os impulsos conduzem naturalmente à sexualidade, esta criança poderá lidar com questões sexuais de maneira doentia e precipitada.

Vejamos só: se aos 5 anos ela (a criança) está se erotizando, aos 11 ou 12 anos de idade estará iniciando uma vida sexual. Essa iniciação sexual precoce é responsável pelo aumento da gravidez na adolescência; segundo dados do Ministério da Saúde, um milhão e cem mil adolescentes engravidam por ano no Brasil.

A erotização precoce estimula a violência sexual, a iniciação sexual e a pedofilia, assim como a ansiedade dos pais, por causa de todos esses fatores.

O que os pais podem fazer:

1. Coloque os limites. O responsável é você. Não se dobre aos apelos do "consumo" ou de todas as coleguinhas da turma que andam daquele jeito e só sua filha é "diferente".

2. Não coloque a culpa só na TV. São os pais que deixam os filhos assistirem a programas impróprios, que estimulam esse comportamento. Mude de canal ou escolha o que o seu filho pode ou não pode ver, e o horário dessa programação.

3. Procure não reproduzir frustrações ou desejos passados, no comportamento do filho, para que você se realize.

   Não! Cada pessoa tem a sua história. De nada adianta "empurrar" a filha para ser a Tiazinha porque você não conseguiu ser, pois estará produzindo uma adolescente inibida e frustrada por não conseguir realizar os desejos da mãe.

• MASTURBAÇÃO

A masturbação tem um papel importante no desenvolvimento da sexualidade de todos nós. Podemos dizer que é o primeiro aprendizado para uma sexualidade adulta e um passo importante para o conhecimento do próprio corpo e prazer.

O bebê, desde o nascimento (ou antes, ainda no útero, como vimos aqui), começa a brincar com seu pênis ou vulva. Essa experiência, além de gratificante, vai ser importante para ele, nas suas buscas pessoais, na descoberta das sensações que seu corpo pode lhe dar e no desenvolvimento da boa imagem corporal. Por outro lado, também contribui para o alívio de tensões ou como uma forma de conforto diante das frustrações.

Não há uma idade exata, e varia de uma criança para outra. Mas, quando ocorre, geralmente as meninas estimulam a vulva e o clitóris com as mãos, pressionando uma coxa na outra ou roçando em alguma coisa como um travesseiro ou um urso de pelúcia. Os meninos comprimem a mão sobre o pênis, mas, em seguida, através da manipulação do pênis – ele, muito pequeno, pode se atrapalhar um pouco por causa da coordenação motora.

Os estudiosos em sexologia têm claro que a masturbação contribui satisfatoriamente para o desenvolvimento auto-erótico da criança.

Pai e mãe não precisam ficar preocupados. A masturbação não causa nenhum problema, nem de ordem física nem psicológica. Muito menos vicia.

O problema, quando ocorre, é a dificuldade dos pais em lidar com a sexualidade do filho e que o "seu menino" ou a "sua princesinha" já estão tendo prazer (o que é sempre difícil para os pais), apesar de a masturbação ser, para a criança, uma experiência diferente da vivenciada pelos jovens ou nós, adultos, onde são envolvidos outros fatores.

"Se você continuar mexendo nesse piru ele vai acabar caindo!"

"Não sei o que acontece com aquela menina que não larga aquele urso!"

As atitudes negativas dos pais fazem que seus filhos cresçam com o sentimento de que estavam fazendo algo feio ou proibido, podendo, mais tarde, ter dificuldade com seu corpo, sua intimidade e no relacionamento com o outro.

As crianças devem ser orientadas a não introduzir objetos estranhos e mesmo não fazê-lo em qualquer lugar.

Veja um exemplo de como falar sobre esse assunto com as crianças em casa:

> "Alguns meninos gostam de brincar com seu pênis, e algumas meninas com sua vulva, porque é gostoso.
>
> "As pessoas grandes dizem que isso vicia ou 'tira a mão daí que isso é feio'. Só sabem abrir a boca para proibir. Mas a verdade é que essa brincadeira não causa nenhum problema. Você só tem que tomar cuidado para não sujar ou machucar, porque é um local muito sensível.
>
> "Mas não esqueça: essa brincadeira que dá uma cosquinha muito boa não é para ser feita em qualquer lugar. É bom que você esteja num canto, sem ninguém por perto.
>
> "Ah! Outra coisa, já ia me esquecendo: você não deve deixar que nenhum adulto ou pessoa mais velha toque nem no seu pênis (para os meninos) nem na vulva (para as meninas).
>
> "Na hora do banho, lave com água e sabão seu pênis ou vulva, ou peça a ajuda da mamãe ou de quem cuida de você..."

(MAMÃE, COMO EU NASCI?, de Marcos Ribeiro, São Paulo, Salamandra, 2002)

Atenção papai e mamãe

Não precisa falar tudo de uma vez. Procure o momento adequado e fale o necessário.

> "Qual a idade em que uma pessoa deve começar a se masturbar e qual a freqüência certa?"

Como falamos há pouco, não existe uma idade certa. As pesquisas na área da sexologia mostram que ela é menos freqüente na infância (mas acontece) e na vida adulta, e que ocorre mais na adolescência e na velhice. Mas está presente na vida toda. Cada pessoa tem um "relógio" interno muito próprio e um prazer muito individual que decide o que lhe é apropriado. Por isso, a freqüência normal vai depender do ritmo "ideal" de cada um.

Situações delicadas

"Peguei meu filho se masturbando no sofá da sala..."

Cláudia, 2 filhos (Ilhéus, BA)

É importante que pai e mãe nessa hora sejam maduros e fiquem tranqüilos. Diz que o que está fazendo não é errado, mas não é para fazer na frente de outras pessoas nem do irmãozinho ou da irmãzinha, caso tenha.

Em hipótese nenhuma diga que a masturbação faz crescer pêlos na mão, faz o pêlo crescer, nem mesmo obrigue a criança a prometer que jamais vai fazer isso de novo.

A criança, geralmente, usa a masturbação apenas como mais uma possibilidade de prazer e de conhecer o próprio corpo – e isso não é mal nenhum.

Masturbação na sala de aula

"De vez em quando eu pego um aluno do C. A. se masturbando lá no final da classe..."

Ana Maria, professora do C.A. (Vila Velha, ES)

Ocorrendo na sala de aula, o professor pode chegar perto da criança e dizer que, apesar de acreditar que aquela "brincadeira" esteja sendo gostosa para ela, a sala de aula não é um local indicado, e que é para quando ela estiver sozinha, num lugar em casa (parecido com o que os pais falam). Em seguida, chamá-la para uma atividade.

No entanto, é importante ficar atento para observar se a criança não está querendo despertar a atenção – se for esse o caso, verificar qual o problema. Não o da masturbação, mas o que a está levando a agir assim.

• Jogos sexuais

É através da brincadeira que, desde pequena, a criança se comunica e interfere no mundo que a cerca.

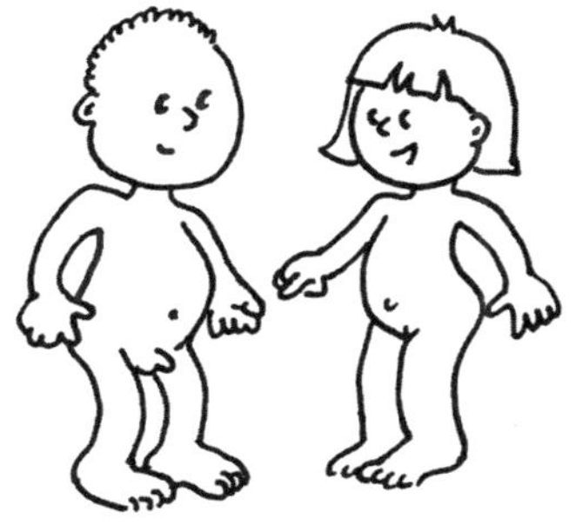

Enquanto nós utilizamos principalmente a fala para nos comunicarmos, a criança utiliza as brincadeiras e os jogos.

Vejamos um exemplo:

Quando pai e mãe brigam com seu filho, vocês já notaram que a criança reproduz a briga ao brincar com os bonecos? Coloca uma boneca que representa a mãe e um boneco que faz as vezes do filho e faz a fala da boneca-mãe como se fosse a sua mãe de verdade falando.

Por meio da brincadeira, a criança elabora suas fantasias, angústias, e descobre o corpo e a sexualidade.

As brincadeiras ou jogos sexuais fazem parte do universo das crianças que, desde cedo, brincam de tocar o próprio corpo e o do amiguinho ou amiguinha, assim como os órgãos sexuais.

"Papai e Mamãe" ou "mostra que eu mostro também" (arriando o *short*) fazem parte desse aprendizado e do desenvolvimento da sexualidade do seu filho.

Os jogos sexuais não causam traumas nem danos à sexualidade da criança. Podemos dizer que é um comportamento normal.

Mas o que pai e mãe devem fazer?

Ficar atentos para ver se a brincadeira é com crianças na mesma faixa etária. As idades não podem ser muito diferentes! Os interesses certamente são diferentes.

Preste atenção, também, se é apenas a descoberta da sexualidade ou jogos de opressão, onde seu menino ou menina está sendo forçado. Mesmo com crianças isso pode acontecer, individualmente ou em grupo.

• SEU FILHO VENDO REVISTA PORNOGRÁFICA

Imagino como deve ser uma situação embaraçosa encontrar o filho se "deliciando" com algumas revistas pornográficas. Mas o que mais pesa, ao meu ver, é constatar que o filho não é um ser assexuado (sem desejo), mas alguém que está tendo suas fantasias, e que a sexualidade está latente quando folheia a revista. É uma intimidade que se torna pública.

O pai, por sua vez, deve se sentir orgulhoso pelo fato de seu "filhão" já estar se interessando por "essas coisas". Certamente o seu comportamento não será o mesmo com sua menina.

As revistas pornográficas, em sua maioria, passam uma visão distorcida da sexualidade, principalmente em relação à mulher, que é sempre colocada como objeto de consumo. Mas também apresenta uma visão errada do homem, que aparece como superpotente e máquina insaciável de fazer sexo.

O que há de errado nisso?

Não é que vá deixar marcas, mas é ruim crescer com uma visão errônea da sexualidade. Os jovens, quando iniciarem sua vida sexual, podem se sentir frustrados por não terem suas expectativas – pautadas pelo que aprenderam com a revista – correspondidas.

Mas é inevitável: a criança vai passar mesmo por essa fase e não há como impedir isso. Na medida do possível, você pode desmistificar esses conceitos e estereótipos de homens e mulheres que essas publicações nos passam. Converse descontraidamente, no dia-a-dia, mas sem "lição de moral".

Ponto e contraponto

Como lidar com a situação de entrar no quarto e encontrar o filho se masturbando?

"**Eu** tentaria agir sem demonstrar nervosismo. Acho que a reação que temos, como pais, é que influencia no diálogo que pode ser gerado a partir de situações como essa. Perguntaria o que ela estava fazendo e se ela continuasse a conversa explicaria o que é isso de acordo com a idade dela. Acho que não falaria que é feio, que foi o que eu ouvi quando era criança em situações semelhantes. Caso ela não se sentisse confortável em falar no assunto, deixaria claro que se quisesse ou tivesse alguma dúvida poderia falar comigo ou com a mãe."

Rodrigo, 34 anos, pai de uma menina de 10 anos
(São Paulo, SP)

"**Credo!** Meu filho é muito pequeno e ainda não faz essas coisas ... Mas se eu pegasse ele nessa situação mandava ele tirar a mão dali e ir fazer outra coisa.

Maria José, 29 anos, mãe de um menino de 8 anos
(São Paulo, SP)

Vamos continuar essa conversa no FÓRUM deste livro, acessando o site: *www.marcosribeiro.com.br*

5. Heróis e princesas

- Algumas dicas para auxiliar nesse processo de mudança
- Menino brinca de boneca?
- Ponto e Contraponto

É mais fácil desintegrar um átomo de que um preconceito.

Albert Einstein

Quando começa a expectativa de pai e mãe em relação ao papel sexual do filho, aquele papel que reproduz os estereótipos sexuais da nossa sociedade, onde o homem é sempre visto como mais forte e menos emotivo e a mulher como mais sensível?

Assim que nasce? Não! Na verdade, quando o casal ainda está "grávido", desde o enxoval já começa a reprodução do que vai ser esperado dessa criança ao nascer.

Quando sabem que é menino, as roupinhas serão em azul. Meninas, no tom rosa. Quando não sabem o sexo, certamente o enxoval será verde ou amarelo.

Tenho uma amiga que fez todo o enxoval (caro e da melhor qualidade) na cor rosa porque a ultrassonografia tinha dado que ela estava esperando uma menina. No entanto, tinha havido um engano e nasceu um menino. Todo o quarto foi desfeito porque o "filhão" não podia dormir naquele ambiente rosa.

Mas não pára por aí. Quando nasce a criança, bichinhos de pelúcia ou sapatilhas de bailarina ficam pendurados na porta indicando que ali nasceu uma princesinha, e chuteirinhas e camisas do time de futebol do papai indicam que naquele quarto tem um "herói".

É claro que meninos e meninas são diferentes. Mas essas diferenças não devem se traduzir em desigualdades.

Se ficarmos atentos à linguagem com que pai e mãe se referem aos filhos, vamos ver que as meninas geralmente são definidas com *diminutivo*: "delicadinhas", "princesinhas", "fofinhas", "gracinhas"; e os meninos quase sempre no *aumentativo*: "filhão", "lindão", "garotão", "fortão".

Mesmo com o avanço da ciência e da tecnologia, com o computador, por exemplo, sendo uma realidade para ambos os sexos, ainda hoje os jogos e brincadeiras são uma reprodução dos estereótipos sexuais:

Meninas brincam de casinha, comidinha, boneca e "cuidar de casa".

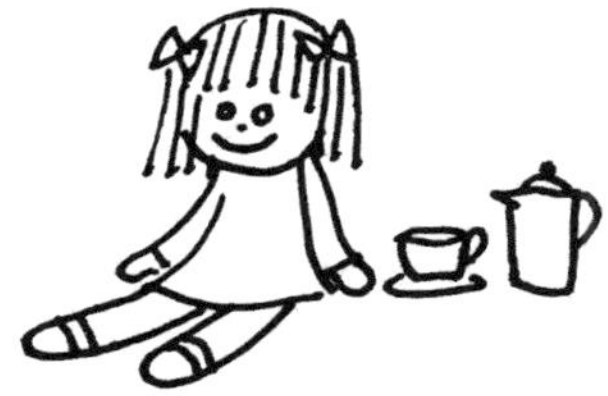

As brincadeiras das meninas as "colocam" dentro de casa, um pouco do que é esperado delas quando crescerem, serem *mães e donas de casa.*

Meninos brincam de bola de gude, pipa (que tem o nome de papagaio em algumas regiões) e futebol.

As brincadeiras dos meninos os empurram para a rua, reproduzindo o que se deseja do homem quando crescer: ir para a rua em busca do sustento da família.

O que, na verdade, a sociedade espera? Que a mulher fique em casa e o homem na rua.

Mesmo com a crise econômica e a realização profissional da mulher, o pensamento de boa parte de nossa cultura ainda é machista. Como bem diz a sexóloga e ex-prefeita de São Paulo Marta Suplicy, no prefácio do meu livro *Menino brinca de boneca?* (São Paulo, Salamandra, 2001):

> A mulher não nasce com o desejo de lavar pratos, assim como o homem não nasce com vontade de sustentar a mulher [...] Somente através da educação de nossas crianças pequenas é que conseguiremos mudar essa sociedade desigual.
>
> Pouco adianta pensarmos em uma sociedade mais justa e igualitária se as crianças dentro do lar continuarem a observar e ter como modelo pais que são percebidos como tendo relações, direitos e possibilidades desiguais. As crianças criadas nestas condições não desenvolverão a noção do que seja uma relação entre iguais: serão pessoas que aceitarão a submissão social, a relação explorador/explorado mais facilmente...

Reforçar a idéia de que os meninos têm de ser agressivos, competitivos e nada emotivos, certamente é um "treinamento" (muito ruim) para formar namorados ou maridos que acreditam que, pelo fato de serem homens, têm direitos sobre a mulher. Essa é, aliás, uma das "raízes" da violência contra a mulher.

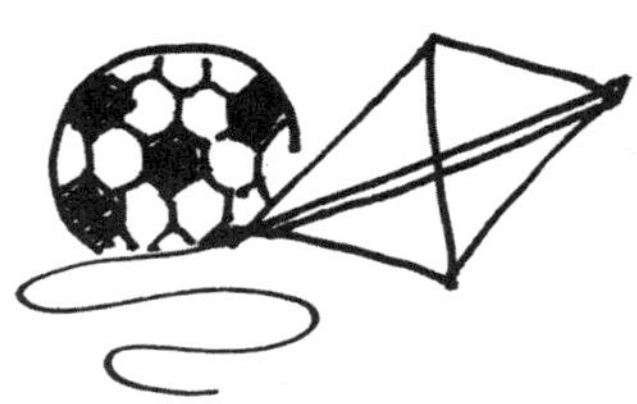

Da mesma maneira que, educar as meninas para serem passivas, abaixarem a cabeça para o namorado ou marido; ou, não precisa ir tão longe, serem sempre carinhosas e boazinhas (no sentido de submissão), é um caminho para formar moças inseguras, com dificuldade de dizer não e acreditando que o homem tem mais direitos que a mulher.

Com as conquistas da mulher em todos os espaços da sociedade, com o Congresso Nacional revendo o Código Civil para eliminar toda e qualquer discriminação de direitos da mulher, e com o homem revendo o seu papel, não faz sentido pai e mãe continuarem a reproduzir essa educação discriminatória na criação dos seus filhos.

Essas conquistas das mulheres a que me referi relacionam-se à entrada no mercado de trabalho, à participação política, ao direito ao prazer, à luta por tratamento igualitário e pela exigência de que o homem não fique só perguntando "o que tem nessa casa pra jantar hoje?", mas divida as tarefas domésticas. E também faça o jantar.

Só que, enquanto há homens sensíveis a essa questão, existem muitos outros que não acreditam que são igualmente responsáveis pelo trabalho doméstico e pela criação dos filhos. Transformar essa realidade é uma das *múltiplas tarefas* de pai e mãe cotidianamente na educação dos pequenos.

A educação é uma das ferramentas mais poderosas para se obter mudanças nas nossas próprias atitudes, nas das famílias, nas das escolas e de toda a sociedade, para eliminar estereótipos e preconceitos.

(SEXUALIDADE: PRAZER EM CONHECER, Rio de Janeiro, Fundação Roberto Marinho, 2001)

• ALGUMAS DICAS PARA AUXILIAR NESSE PROCESSO DE MUDANÇA

1. Eduque seus filhos com igualdade: meninos e meninas podem forrar a cama, ajudar a arrumar a mesa no almoço e nas tarefas domésticas.

   Lembrando: colocar sua filha para arrumar a cama dela e também do irmãozinho, por ela ser mulher, não só é injusto, como estará contribuindo para a desigualdade.

2. Dar mais autonomia aos garotos e ter mais vigilância com as meninas: significa que você está educando seu filho com mais vantagens do que o faz com sua filha.

   Lembrando: ambos devem ser educados para ter autonomia e, com isso, mais segurança em suas escolhas. Além disso, ter a vigilância dos pais independente do sexo, porque a proteção cabe aos dois e será importante para o desenvolvimento tanto da menina como do menino.

3. Aceite seu filho como ele é. Não tente moldar seu comportamento como gostaria que fosse. Caso faça isso, você estará causando frustração e crise de identidade nele.

   Lembrando: seu filho não tem de ser um craque na bola para ser homem. Nem sua filha ser fã de maquiagem para ser mulher.

4. Não obrigue sua filha a brincar de casinha. Ela pode ter preferência por bola e carrinho, e continuar tendo uma identidade feminina. E seu filho, preferir a brincadeira com boneca, sem perder os sentimentos masculinos.

• MENINO BRINCA DE BONECA?

Para alguns meninos, brincar de boneca pode ser tão prazeroso, ou mais, do que jogar bola. Isso não significa que tenham de ser chamados desrespeitosamente de "mulherzinha", por alguns coleguinhas ou, de forma insensível, por pais e professores.

Essa brincadeira pode, na verdade, transformá-los, mais tarde, em pais mais presentes e menos preconceituosos.

Ponto e contraponto

Menino brinca de boneca?

"Sim meninos têm curiosidade como as meninas, estão descobrindo as coisas, suas próprias emoções e sentimentos em relação a tudo, inclusive em relação às bonecas. A diversidade nas brincadeiras enriquece seu mundo. Além disso, existe uma grande possibilidade de os meninos tornarem-se pais um dia, o que é mais um motivo para experimentarem também a ternura e os cuidados da brincadeira de boneca."

Ivana, 36 anos, mãe de um menino de 1 ano e 5 meses (Belém, PA)

"Não, em hipótese alguma. Todo menino que brinca com boneca vira boiola, bicha, viado. Conheço filhos de vizinhos que, por serem criados pelas avós e brincarem com brinquedos de meninas, acabaram virando bichas. Jamais deixaria meus filhos brincarem de boneca.

Hage, 65 anos, pai de três filhos (Salvador, BA)

Menina pode brincar de bola?

"Sim menina não só pode jogar como deve. A "bola" (ou mesmo o futebol) é uma brincadeira universal, uma linguagem universal para crianças de todas as classes sociais, de quase todas as culturas, uma excelente atividade física e um elemento de socialização. No mais, as meninas, assim como os meninos, têm curiosidade e estão descobrindo o mundo e suas próprias emoções, e devem ter oportunidade de experimentar também a "bola".

Ivana, 36 anos, mãe de um menino de 1 ano e 5 meses (Belém, PA)

"Não, pelo mesmo motivo. Acabam virando sapatão.

Hage, 65 anos, pai de três filhos (Salvador, BA)

Vamos continuar essa conversa no FÓRUM deste livro, acessando o site: *www.marcosribeiro.com.br*

6. Conversando a gente se entende

- Falar de sexo é mesmo preciso? Eu não tive essa informação e estou aqui...
- Como conversar sobre sexo com a criança
- Quando um é mais liberal que o outro
- E quando quem dá a educação sexual é a vovó?
- Ponto e contraponto

• Falar de sexo é mesmo preciso? Eu não tive essa informação e estou aqui...

Mesmo que, num primeiro momento, você fique com um "nó" na cabeça, é muito importante que se possa falar sobre sexo com os filhos, sim! Além de possibilitar que eles saibam mais sobre o corpo, a sexualidade e também a se proteger melhor, quando começar a conversa você vai perceber uma mudança significativa no comportamento deles: ficarão menos ansiosos, já que as dúvidas provocam ansiedade; e a intimidade, a afetividade e a confiança também aumentarão entre vocês.

Essa confiança é fundamental para as outras etapas de desenvolvimento, como a adolescência, por exemplo, em que a sexualidade mais do que nunca estará eclodindo. Saber que pai e mãe são pessoas "perguntáveis", que estão do lado, vai contribuir muito para que os filhos vivenciem tudo isso de forma tranqüila.

Além disso, quem cresce tendo a *confiança* como base tem grandes chances de se tornar um adulto mais preparado para o relacionamento com os outros.

É a lei do retorno (aqui no sentido positivo): quanto mais amor você dá para o seu filho, mais ele te "devolve" externando esse amor.

Quando você fala sobre sexo com seu filho está fazendo que ele seja mais amadurecido na hora das escolhas, desenvolva uma "opinião própria" mais consistente e não vá freqüentemente pela cabeça dos amigos.

É claro que muitos pais acham bobagem, já que essa conversa não existia quando eram crianças e estão aí, muito bem...

Será que, se tivessem a informação e uma conversa aberta em casa, não teriam vivenciado melhor algumas etapas? Algumas angústias, medos e ansiedades, como falamos, não teriam sido mais amenos?

Acredito que sim! Até porque estamos falando de algo que é muito profundo e inteiro em todos nós, que é a sexualidade.

• Como conversar sobre sexo com a criança

Naturalidade é a "palavra-chave" para você conversar sobre sexo com seu filho. É importante passar para ele, logo no início dessa conversa, que a sexualidade de todos nós é algo natural e prazeroso e que não devemos ter culpa ou vergonha de perguntar.

A *regrinha é básica*: quem não pergunta, não aprende; quem não aprende, deixa de viver melhor.

Não há uma idade "certa" para você iniciar essa conversa – certamente seu filho vai *sinalizar* o início quando chegar com a primeira pergunta. Esse é o momento. Mesmo que você o considere novinho demais, por exemplo, aos 2 anos. Portanto, saiba que não é: idade para perguntar é idade para se ter a resposta.

Doze dicas para ajudar você nessa conversa

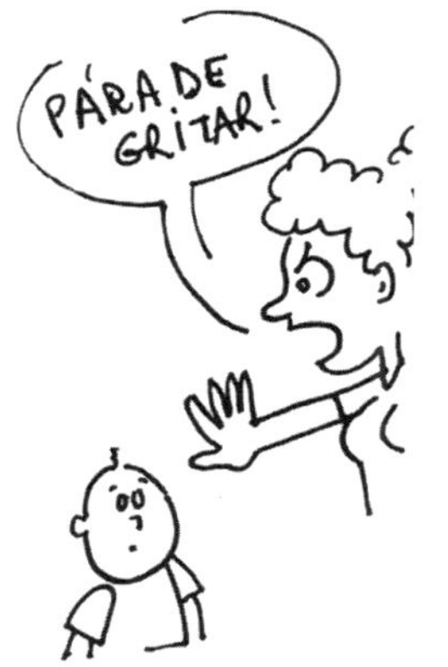

1. O corpo fala

Tão importante quanto o jeito e a naturalidade com que você fala, é a sua postura física.

Não adianta dizer que sexo é gostoso se expressão de seu rosto mostrar justamente o contrário. A criança vai assimilar muito mais o discurso não-verbal (a linguagem do seu corpo) do que o que está sendo dito.

Às vezes, um sorriso no meio de uma frase diz mais do que uma conversa inteira.

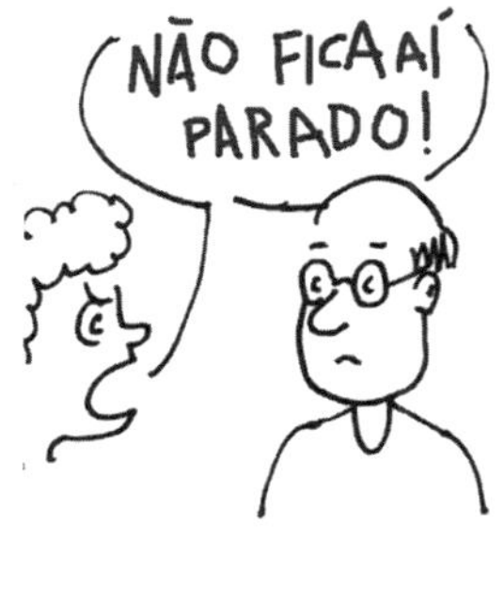

2. Faça o que eu digo, mas...

Não adianta falar de um jeito e agir de outro.

Você já viu cenas onde a mãe diz para o filho que é para ele não gritar e depois começa a discutir com o marido? Ou o pai que apregoa aos quatro cantos que naquela casa todos são iguais, mas ele não "arreda o pé" para dividir o trabalho doméstico com sua esposa?

"Os pais podem ensinar certos valores, mas as crianças absorvem o que é transmitido pelo comportamento, pelos sentimentos e pelas atitudes", alerta a educadora americana Dorothy Law Nolte, em seu livro *As crianças aprendem o que vivenciam* (Ed. Sextante).

Quando a mãe ou pai retribui o sorriso do seu filho, eles estão dizendo que entenderam o que ele expressou.

3. Cuidado com as atitudes:

Procurem sempre ter uma atitude positiva diante desse assunto. É através dessa vivência que a criança construirá sua visão da sexualidade.

4. Atenção ao que seu filho está perguntando...

Pai e mãe: fiquem atentos à pergunta do seu filho. Procure saber o que eles já sabem sobre o assunto e depois complemente, se for o caso. Agindo assim, vocês estarão contribuindo também para o desenvolvimento do pensamento deles.

Duas piadinhas que traduzem bem o que quero dizer:

O garoto pergunta à mãe:

– De onde eu vim?

A mãe, aproveitando o momento, dá uma aula sobre sexo, fala de relacionamento, reprodução, etc. Fala sem parar. No final, ela pergunta:

– Entendeu?

O garoto, espantado, respondeu:

– Eu queria saber de onde eu vim porque meu colega da escola veio de Botucatu e eu não sei...

◆◆◆◆

O garoto, com um papel na mão, pergunta ao pai:

– O que é sexo?

O pai, depois de mil rodeios, fala sobre sexualidade, da importância do desenvolvimento sexual, e até sobre genética inventa de falar. Depois pergunta ao seu filho:

– Entendeu tudinho?

O garoto, sem saber o que responder, diz:

– Entendi. Só não sei como vou colocar tudo isso aqui.

Ao pegar o papel da mão do filho, lê:

FICHA ESCOLAR:

SEXO ( ) MASC.( ) FEM.

5. Linguagem

Cada família tem um jeito diferente de falar; na verdade, dependendo da cidade do nosso país em que se esteja, as expressões são bem diferentes uma das outras.

Não invente nem fale palavras que não sejam habituais: vai soar falso!

Para facilitar, use primeiro a expressão comum, que seu filho usa e, depois, use os termos *científicos* para ele ir se acostumando.

Exemplo

Quando falar do órgão sexual da mulher, fale "xoxota", "baratinha"... depois diga que o nome correto é vulva.

Ou, ao se referir ao órgão sexual do homem, não há problema em dizer "pinto", "cacete"... contanto que, depois, não se esqueça de dizer que o nome é pênis.

Começar falando do jeito que eles entendem facilita muito a conversa, aproximam-nos mais e é um ótimo "quebra-gelo".

6. Depois eu te respondo...

Nada de deixar para o dia seguinte ou enrolar a criança e não responder. Seja objetivo, sucinto se for o caso, mas responda.

Se não souber, diga que não sabe e que vai se informar para depois responder. Não se esqueça da resposta, nem demore dias.

Se simplesmente "esquecer", seu filho perceberá que ele entrou num "espaço delicado", que sexo naquela casa não é um assunto tratado com naturalidade e, muito pelo contrário, é algo que traz vergonha, ou é tratado como feio, sujo e pecaminoso. Isto não é bom.

7. Sinceridade

Seja sempre sincero nas respostas. Se mentir, seu filho, mais cedo ou mais tarde, vai descobrir e perceber que sobre sexo não dá para conversar com você. Adianta alguma coisa?

Claro que não! Você perde a credibilidade e, quando tiver dúvida, ele vai buscar as respostas com os colegas (nem sempre corretas).

8. Responda o que foi perguntado

Responda exatamente o que seu filho perguntou, sem aproveitar o momento para dar uma aula de sexo ou de ciências.

Exemplo

– Pai, por que seu pênis é maior que o meu?

– Porque o papai é maior. Assim como os braços e as pernas são maiores, o pênis é maior também.

Mais importante do que a resposta, é seu filho perceber que é possível conversar sobre sexo com você e a mãe dele. Quando tiver outra dúvida, é a vocês que ele vai procurar.

9. Ouça seu filho

Estar pronto para ouvir seu filho, mesmo que pareça uma bobagem, é sinal importante de uma comunicação saudável entre vocês.

O fato de estar atento ao que ele tem a dizer, aqueles minutos que você "perde" com ele ou os elogios que fez àquele desenho malfeito, têm um significado muito especial.

10. Cegonhas...

Dizer que foi a cegonha quem trouxe ou que papai colocou uma sementinha na barriga da mamãe pode ser romântico, mas é irreal. Não nos cabe educar, ainda hoje, as crianças com essas fantasias. Quando pai e mãe criam respostas "fantásticas", os filhos criam fantasias que dificultam o pensar sobre a realidade e impedem que conheçam o seu corpo. Professoras que trabalham em creches relatam casos em que a criança fica imaginando que a mãe tem uma planta crescendo dentro dela.

11. Essa é uma conversa para pai e mãe

Tradicionalmente são as mães que conversam, mas essa deve ser uma responsabilidade dos dois. Não é verdade que a educação do filho cabe à mãe, e a responsabilidade do sustento da casa ao pai. Essa é uma visão distorcida do papel do homem e da mulher dentro de casa e que já está mudando.

Quando o pai conversa, ele passa uma outra experiência, que é a masculina, além de reforçar a identidade do sentimento de "ser homem", caso seja um menino. E as duas referências, feminina e masculina, são muito positivas para a criança.

12. Indicando um livro

Para facilitar a conversa, dê um livro sobre sexo para o seu filho. Lembrando que nada substitui a relação e a conversa entre você e ele. Existem muitos livros interessantes no mercado.

Vamos ler duas cenas da peça teatral *Mamãe, como eu nasci?*, feita a partir de um livro meu, de mesmo nome, editado pela Salamandra.

Como conversar com a criança – Cena I

MENINO E aí, pai? Essa explicação sai ou não sai?

PAI Tinha que sobrar pra mim...

MENINO É tão difícil assim me explicar como é que nascem os bebês? Vou acabar tendo que aprender na rua!

*PAI (*ASSUSTADO*) Não será necessário. Presta atenção. Tudo começa com um homem e uma mulher...*

MENINO Sei. Mas como é que a coisa funciona?

PAI Você vai entender quando conhecer de perto o corpo do homem e da mulher.

*(*A MÃE ENTRA E COMEÇA A OLHAR OS PAPÉIS QUE ESTÃO PELO CHÃO*)*

MENINO O dele eu já conheço. Vamos ao dela.

PAI É diferente do corpo do homem, entende?

MENINO Novidade...

PAI Assim fica difícil...

*MÃE Deixa que eu explico. (*COMEÇA A LER O TEXTO QUE PEGOU NO CHÃO*) O sistema reprodutor feminino é formado pelos órgãos genitais externos e internos. (*NÃO ENTENDE E VAI OLHAR A FIGURA QUE ESTÁ NA TELA DO COMPUTADOR*) Os externos são denominados vulva.*

MENINO Vulva? Parece nome de carro...

*MÃE (*PARA ELA MESMA, LENDO*) Os internos são a vagina, o útero, os ovários e as trompas de falópio.*

*MENINO Trompas de falópio? (*PARA O PÚBLICO*) Geografia agora?*

MÃE Os ovários produzem óvulos e hormônios... Como é que eu vou explicar?

*PAI Deixa eu tentar. (*COM OUTRO TEXTO NA MÃO, PIGARREIA E COMEÇA A LER*) O sistema reprodutor masculino também é formado por órgãos genitais externos e internos. Pênis, próstata, testículo, bexiga, uretra.*

MENINO Cada nome que eu vou te contar...

PAI O pênis é... como direi... aquele que faz xixi...

*MENINO (*EM DÚVIDA*) Você tá falando do pinto?*

PAI E MÃE (ENTRE SEM JEITO E RINDO AMARELO) *... É o pinto....* (ENCONTRA O OLHAR ENCORAJADOR DA MÃE E CONTINUA A EXPLICAÇÃO PARA ELA) *Os testículos produzem os espermatozóides...* (O MENINO BOCEJA) *O sêmen é o líquido que o homem libera na hora da ejaculação...*

MENINO (FAZENDO CARA DE TÉDIO)

PAI Acho que não estamos dando o menor ibope...

MENINO Pode apostar. Se vocês dão essa volta toda pra falar dos bebês, imagina o que não vão inventar quando eu quiser saber o que é sexo!

PAIS (ESPANTADÍSSIMOS) *Sexo?!?*

MENINO Nunca ouviu falar?

MÃE Outra hora! Agora tô atrasada pro médico!

MENINO (DESPERTA) *Médico pra quê? Tá doente?*

MÃE Vou saber como é que anda a sua irmãzinha.

MENINO Essa eu não posso perder!

PAI E eu? Vai me deixar aqui sozinho?

MENINO Aproveita pra estudar mais um pouquinho pra ver se melhora essa explicação!

Como conversar com a criança – Cena 2

...E O MENINO ENTRANDO NA CASA DA AVÓ

AVÓ Entra, amoreco! A casa é sua!

MENINO (DRAMÁTICO) *Estou desesperado, vó. Só você pode me ajudar.*

AVÓ Fala. Tem coisas que só uma vó pode resolver.

MENINO Como é que um bebê vai parar na barriga da mãe?

AVÓ Já ouviu falar em sexo?

MENINO (DESCOBRINDO A PÓLVORA) *Sabia!*

AVÓ As pessoas que se amam gostam de fazer amor. Os corpos se enlaçam, se misturam e eles sentem prazer um com o outro. Nessa hora, o homem deixa escapar dentro do corpo da mulher um líquido chamado sêmen, que contém milhares de espermatozóides. Todos loucos para encontrar um óvulo e juntos gerarem uma nova vida.

AVÓ Um deles é escolhido. E, quando eles se encontram...

AVÓ É assim que a vida começa. Quando o espermatozóide entra dentro do óvulo e juntos eles se transformam em ovo, que vai morar na barriga da mamãe durante nove meses.

MENINO Onde foi que a senhora aprendeu isso, vó?

AVÓ Como você acha que a sua mãe nasceu?

MENINO Do vovô e da vovó!

AVÓ Foi assim que aconteceu com todo mundo: com você, com a vovó, com o papai, com a sua irmãzinha...

MENINO E como é que esse ovinho vira uma criança que nem eu?

AVÓ Todo mês ele cresce um pouquinho.

A peça MAMÃE, COMO EU NASCI? teve idéia, concepção e direção de Antonio Carlos Bernardes, e texto e diálogo de Fátima Valença.

www.mamaecomoeunasci.plk.com.br

As duas cenas nos revelam o ponto e o contraponto de nossas famílias, quando se vêem diante do filho, quando surge a primeira dúvida sobre sexo.

A Cena 2 nos revela como é possível levar esse assunto para dentro de casa, ensinando ao filho que sexo é tão importante quanto outras necessidades da nossa vida.

Se mesmo assim for difícil, causar constrangimento e ansiedade ao pai e à mãe, alguém próximo, de confiança, pode fazer esse papel, como a avó, por exemplo.

• QUANDO UM É MAIS LIBERAL QUE O OUTRO

Essa diferença pode ser saudável para a criação dos filhos que, percebendo opiniões antagônicas, pode com maior facilidade elaborar as suas e, com o tempo, ter suas próprias idéias. Ponto importante para a construção da autonomia.

No entanto, é importante que vocês conversem entre si, para que essa divergência não se transforme numa briga diante do filho ou numa disputa de quem é o melhor.

Dessa forma, a criança fica no "meio" dos dois, sem saber para onde ir.

Independente do que você pensa, respeite a opinião do outro e não o(a) desautorize diante do filho. *É importante que haja uma coerência na educação da criança.*

Evite dizer:

"Fale com seu pai...!"

"Sua mãe é que resolve!"

Ao agir assim, você mostra que a autoridade está no outro. Geralmente é a mãe quem fala: "quando seu pai chegar vou dizer o que você andou aprontando durante o dia".

Dessa forma, a mulher mostra que a última palavra é do homem. O que é ruim para a construção do sentimento de igualdade entre o "masculino" e o "feminino" que a criança precisa ter.

Além disso, essa dificuldade de dizer não, quando diz que o outro é que resolve, leva seu filho a ficar inseguro, já que não tem a firmeza da mão para conduzi-lo até que construa o próprio caminho.

• E QUANDO QUEM DÁ A EDUCAÇÃO SEXUAL É A VOVÓ?

A convivência das crianças com a avó pode trazer grandes benefícios para seu filho, além de ser uma pessoa de confiança.

Como os avós não têm o "compromisso" de educar, a educação das crianças pode fluir mais livremente, com uma flexibilidade maior.

No entanto, pai e mãe, de "cabelo em pé", vivem reclamando que os avós ainda vão estragar as crianças. Se a situação for bem "administrada", com os limites necessários e uma conversa clara entre pais e avós, as crianças só têm a ganhar. Do contrário, fica a idéia de que os avós desautorizam tudo o que os pais dizem.

O contato com pessoas mais velhas ensina as crianças a respeitar os idosos e as diferenças. E isso é um ganho muito positivo, principalmente numa sociedade como a nossa, que desrespeita as pessoas de terceira idade, fazendo-as se sentir inúteis e improdutivas.

Como o vovô e a vovó elogiam muito o netinho e ficam cheio de mimo, a auto-estima da criança pode ficar mais fortalecida, favorecendo a confiança em si. Os excessos, pai e mãe podem dosar.

O médico americano Arthur Kornhaber diz que os avós amam incondicionalmente. Esse amor sem as obrigações que pai e mãe têm também é importante para a criança, que se sente protegida por outro "vínculo seguro".

No que se refere à educação sexual, tem sido cada vez mais comum as crianças procurarem os avós para conversar ou mesmo serem seus confidentes. É que, por parte dos avós, geralmente, não existe a cobrança ou julgamento, comum na relação entre pais e filhos. Mas é importante que eles tenham o papel de co-educadores.

Por outro lado, pai e mãe precisam ficar atentos porque, por serem de gerações diferentes, os avós podem ser muito retrógrados e não perceber que o seu netinho vive em outra época, numa realidade diferente do seu tempo de infância e adolescência.

Mas, quando eles compreendem o que se passa na cabeça da criança (lembrando como teria sido melhor se tivessem tido essa conversa), todos saem ganhando. A vovó da peça, que vimos há pouco, é um bom exemplo disso.

Pais, filhos e avós – Os benefícios de viverem juntos (não necessariamente na mesma casa)

Como as crianças se sentem

- Mais autoconfiantes e com melhor auto-estima.
- Fortalece o vínculo familiar – importante para o desenvolvimento afetivo e a formação da identidade.

- Mesmo com os pais ausentes, se sentem protegidas (pelo fato de serem próximos, da família).

Como os pais se sentem

- Seus filhos ficam próximos de alguém de confiança.
- Podem dividir as dúvidas e estabelecer trocas sobre a educação dos filhos.
- Estreita o vínculo familiar.

Como os avós se sentem

- A convivência com os mais jovens traz de volta a alegria e os afasta da depressão (comum nos idosos).
- Se sentem úteis e produtivos novamente.
- O carinho e a atenção dos netos produz um bem-estar que faz muito bem para a saúde.

Terminado este capítulo, me lembro quando estava num programa de televisão com o ator Castrinho e perguntaram para ele: "O que é ser velho para você?".

Ele brilhantemente respondeu: "É quando trocamos os sonhos pelos lamentos!".

Ponto e contraponto

Se seu filho perguntasse: "Mãe, como eu nasci?", o que você responderia?

"Os bebês vem do amor do pai e da mãe que desejam ter um filho. Então, você sabe que os meninos são diferentes das meninas, os meninos têm pipi e as meninas têm precheca. Dentro do pipi do pai tem uma sementinha e esta sementinha o papai coloca com muito carinho na precheca da mamãe que tem um lugarzinho dentro da barriga para guardar a sementinha e dar comida e tudo que ela precisa para ela crescer e virar um nenê de verdade para poder sair da barriga da mãe."

Evelaine, 28 anos, mãe de uma menina de 8 anos (Curitiba, PR)

"Bom, eu responderia tradicionalmente: foi a cegonha que te trouxe."

Ricardo, 42 anos, pai de 5 filhos entre 1,4 meses e 12 anos; ele tem uma filha de 7 e 2 gêmeos de 9 anos (Curitiba, PR).

Vamos continuar essa conversa no FÓRUM deste livro, acessando o site: *www.marcosribeiro.com.br*

7. Perguntas que Deixam Pai e Mãe de "Cabelo em Pé"

- **Ponto e contraponto**

Como eu nasci?

Como o bebê entrou na barriga da mamãe?

Posso fazer xixi em pé?

O que é gozar?

Se papai usa camisinha, eu também posso usar?

Essas e dezenas de outras perguntas estão na cabeça de nossas crianças. E, quando menos a gente espera, lá vem ela fazendo uma que nos deixa de "cabelo em pé", não é mesmo?

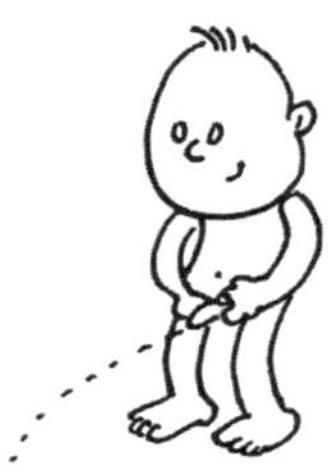

Pai e mãe sabem o que estou falando: geralmente isso ocorre quando tem uma visita em casa, no meio do supermercado, na hora do almoço ou simplesmente num lugar que não dá pra responder e você é pego de surpresa.

Então, como fazer?

Nesse capítulo, seguem algumas dicas de como responder a essas perguntas. Mas sugestões para ajudar pai e mãe a começar essa conversa.

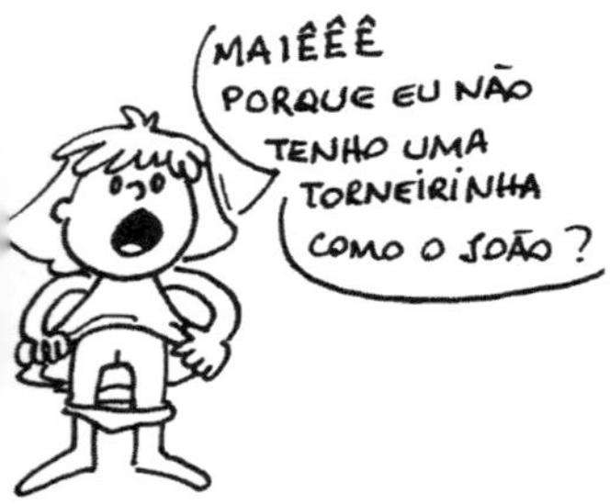

Em algumas respostas, você pode achar que seu filho precisa de um pouco mais de informação, tudo bem! Em outras, que pode falar um pouco menos, nenhum problema!

Você é que é o "termômetro", e não há receitas prontas.

Adapte as respostas à idade. Por isso optei por não colocar as perguntas por faixa etária, porque pai e mãe devem saber qual é o melhor momento.

O importante é que, quando a pergunta vier, você responda. Se não for possível naquele momento, diga que papai e mamãe responderão depois. E não se esqueça disso.

Criança pergunta cada coisa!

– *O que é isso?* (Referindo-se ao pênis do pai.)

Isso que o pai tem pendurado entre as pernas e o menino também tem é o pênis, mas algumas pessoas chamam de pinto, pau...

– E essa cabecinha?

A cabeça se chama glande – com "L" mesmo, falando igual ao Cebolinha – e é bastante sensível. E esse buraquinho por onde sai o xixi é a uretra.

– Por que o pênis do papai é maior que o meu?

Porque o papai é maior. Assim como os braços e as pernas são maiores, o pênis é maior também.

– As meninas têm pinto também?

A mulher tem vulva (diga sempre o nome correto), que muitos coleguinhas chamam de "baratinha" – e é o que a menina tem entre as pernas; a vulva tem partes importantes dentro dela.

Continuando a explicação...

– Como assim?

Se abrir um pouquinho as pernas e olhar por um espelhinho, vai ver bem melhor (utilize um desenho ou um livro para explicar melhor).

Aqui em cima está o seu clitóris, que faz as mulheres sentirem muito prazer quando o tocam, porque é gostoso. Depois vem o buraquinho por onde sai o xixi. O nome é uretra. E, depois, vem a vagina. A vagina tem a sua abertura logo abaixo do buraquinho de fazer xixi.

UMA DICA:

Ensine sua filha a sentar-se com a perninha aberta e, com a ajuda de um espelho pequeno, olhar a vulva e ver exatamente como é. Esse "exercício" de auto-conhecimento é muito importante, principalmente, porque é uma forma de a menina conhecer o seu órgão sexual, já que, nua, em pé diante do espelho, não consegue ver detalhadamente, pois a genitália feminina é "pra dentro".

OBSERVAÇÃO:

Num primeiro momento, não precisa dar respostas tão detalhadas. Colocamos desse jeito apenas para facilitar você.

– O que é vagina?

É um canal por onde entra o pênis (lembra do pinto? Então, é isso!) durante a relação sexual. É por esse canal também que sai o bebê no parto normal (caso seu filho tenha nascido de parto normal, aproveite e diga para ele que foi desse jeito que ele nasceu).

– O que é esse saquinho embaixo do pênis?

Esse saquinho, que é sensível pra caramba, tem um nome diferente: escroto. É isso mesmo: o nome é escroto e as duas bolinhas que existem dentro são os testículos. São eles que produzem os espermatozóides.

OBSERVAÇÃO:

Não precisa dizer o que é espermatozóide, porque, se seu filho ficar curioso, ele perguntará a você.

– Mãe, eu quero fazer xixi de pé como o Fabinho! (Uma menina se referindo ao irmão.)

Você pode, mas vai molhar a tampa do vaso sanitário e também o chão. O Fabinho faz xixi em pé porque é mais fácil para ele. Se ele for fazer xixi sentado, vai ter de segurar o pênis pra baixo.

– Menino falando: "Olha! Ele fica duro!" (Referindo-se ao pênis.)

É, meu filho. Isso acontece de vez em quando.

– Entra um osso dentro?

Não, entra sangue e é isso que faz ele ficar duro. Mas depois volta ao que era antes.

OBSERVAÇÃO:

Se quiser, pode dizer que geralmente isso ocorre quando o menino está mexendo no pênis.

– E o do papai, fica duro?

Fica sim, algumas vezes! E o papai acha muito gostoso.

– Por que fica molhado no meio das minhas pernas? (Menina perguntando.)

Já notou que isso acontece quando você fica brincando

com a sua vulva? É uma lubrificação, quer dizer, fica molhadinho e é sinal de que está gostoso.

– *Como a "sementinha" entra na mamãe?*

Quando um homem e uma mulher se gostam, eles sentem vontade de fazer carinho, de que o corpo de um tenha contato com o corpo do outro, terem uma relação sexual, que também muitas pessoas chamam de fazer amor.

Aí, pode começar com o homem fazendo carinho na mulher e a mulher fazendo carinho no homem. O homem beija a mulher e ela o beija.

Já nesse momento, o pênis está duro (ereto), bem maior do que é normalmente (você pode aproveitar e explicar como ocorre a ereção). E a vulva tambem fica um pouco molhadinha.

Eles ficam bem juntinhos, bem abraçados, e então o homem coloca o pênis dentro da vagina da mulher. Os dois acham isso muito gostoso. O homem movimenta o pênis para dentro e para fora da vagina várias vezes com a ajuda da mulher.

Eles vão se acariciando, se beijando, se abraçando até acontecer um momento especial. Nesse momento, sai do pênis um líquido que se chama sêmen. Esse líquido contém milhares de espermatozóides. Aliás, esse é o nome da sementinha, espermatozóide. E eles entram no corpo da mulher através da vagina.

Entendeu como a sementinha, que se chama espermatozóide, entra na mamãe?

OBSERVAÇÃO:

Optei por colocar uma resposta mais extensa, para que tenha mais informações de como falar, caso seu filho pergunte mais. Não precisa dar a informação toda, de uma vez – aliás, fale aos poucos, de acordo com a idade dele.

Essa resposta pode ser a mesma também para uma pergunta sobre "o que é relação sexual?".

Uma coisa importante: preste atenção na resposta! Ela coloca a mulher numa igualdade de relação com o homem... veja de novo:

"... o homem fazendo carinho na mulher e *a mulher fazendo carinho no homem*. O homem beija a mulher e ela o beija".

"... o homem movimenta o pênis para dentro e para fora da vagina várias vezes *com a ajuda da mulher*".

Quer dizer, ela não é um ser passivo, como muitas mães devem ter aprendido, mas um ser atuante na relação, com seus prazeres e escolhas. E isso deve ser passado para os meninos e as meninas desde cedo. Porque, caso contrário, o garoto cresce achando que a mulher está aí para servi-lo, como muitos homens ainda hoje pensam.

– *Mas como são feitos os bebês?*

(Aproveite a resposta da pergunta anterior e complemente.)

Os espermatozóides – que algumas crianças chamam de "sementinha" –, depois que saem do pênis do homem, vão caminhando para dentro da vagina. Se um desses espermatozóides se encontra com o óvulo ainda na trompa, ele entra no óvulo – a isso, filhinho ou filhinha, damos o nome de fecundação. É o começo do bebê. É o começo da vida. Foi assim que aconteceu com a mamãe, com o papai, com você...

Depois, com o nome de ovo, ele desce e vai ficar dentro do útero (na barriga da mamãe) durante, mais ou menos, nove meses até nascer.

Observação:

Aproveite para dizer que são as plantas que têm sementes, não homens e mulheres.

– *O que é foder?*

Essa palavra, que não devemos falar em todo lugar, significa ter relação sexual. Algumas vezes é usada para xingar alguém, mandando a pessoa se dar mal.

– *O que é tocar punheta?*

É quando o menino fica brincando com seu pênis. É a mesma coisa que masturbação.

– *Meninas tocam punheta também?*

Essa brincadeira também acontece com as meninas, que ficam brincando com a sua vulva. Para as meninas, dizemos "tocar siririca".

– *O que é sapatão?*

É o nome que se dá para as mulheres que se amam e mantêm relação sexual. Só que essa é uma maneira feia de se referir a essas mulheres, que merecem respeito como todas as outras.

OBSERVAÇÃO:

Se você fica constrangido em falar, é melhor não dizer nada do que responder, por exemplo, que sapatão é um sapato grande. Seu filho vai perceber que você o está enganando.

– *O papai estava batendo na mamãe?*

(Antes, pergunte porque ela está fazendo essa pergunta. Ao verem pai e mãe tendo relação sexual, a criança tem essa idéia.)

Não. Quando papai e mamãe estão tendo uma relação sexual, fazendo amor, é comum o papai ficar em cima da mamãe ou o contrário. E é gostoso ficar assim.

OBSERVAÇÃO:

Aproveite e diga para seu filho que ele deve bater à porta antes de entrar no quarto e esperar que alguém abra ou mande ele entrar.

Caso ele tenha o seu quarto, não se esqueça de fazer o mesmo.

E papai e mamãe: não se esqueçam de fechar a porta com chave, não é?

– *O que é camisinha?*

É uma capinha de borracha bem fininha que se coloca no pênis quando ele está duro, antes da relação sexual, e onde fica o sêmen, depois que ele sai do pênis.

OBSERVAÇÃO:

Se considerar adequado e se seu filho tiver mais de cinco anos, preferencialmente, pode dizer que a camisinha se coloca quando o homem ou a mulher não quer ter bebê, ou que também serve para evitar doenças, como a *aids*.

– *Mulher também pode usar camisinha?*

Pode, só que a camisinha é diferente.

A camisinha feminina é um saquinho um pouco maior e mais longo que a camisinha do homem, feita com um material parecido. É nesse saquinho que fica o sêmen quando sai o pênis.

OBSERVAÇÃO:

Com uma ilustração é bem mais fácil. Ou, se você tiver uma camisinha, também pode usá-la numa banana, num pepino... não há problema nisso!

– *Posso ficar mexendo no piru do papai?*

O piru do papai, que é o apelido do pênis, não é pra ninguém ficar mexendo – só ele ou a mamãe quando estão juntinhos, sozinhos.

OBSERVAÇÃO:

Aproveite e diga que um adulto não deve tocar no pênis ou na vulva de uma criança e vice-versa – de forma simples, você já estará fazendo prevenção contra um abuso sexual.

– *Por onde sai o bebê que tá na barriga da mamãe?*

Sabe esse buraquinho que a mamãe tem entre as pernas, a vagina, e que toda mulher tem? É por aí.

OBSERVAÇÃO:

Creio que seja suficiente essa resposta. Mas você pode complementar dizendo que, nesse caso, se dá o nome de parto normal, mas que, em alguns outros casos, o médico precisa abrir a barriga da mamãe, ao que se dá o nome de parto cesário.

– O que quer dizer puta?

Puta é o nome feio que se dá às mulheres que recebem dinheiro dos homens para ter relação sexual com eles.

OBSERVAÇÃO:

Caso queira... também são conhecidas como prostitutas ou, hoje em dia, como é mais correto, profissionais do sexo.

– O que é cordão umbilical?

É um cordão que fica na barriga do bebê antes de nascer e que leva alimento para ele ficar gordinho. Você se alimentava assim. E a pontinha que sobrou do cordão, quando o médico o cortou, hoje é seu umbigo .

– Por que o pênis do meu colega é maior que o meu?

Porque seu colega é diferente de você. Cada pessoa é diferente uma da outra. Assim como os olhos, os cabelos, o rosto... são diferentes, o pênis de um pode ser diferente, maior que o seu.

OBSERVAÇÃO:

Você pode aproveitar e dizer que o tamanho do pênis não influencia no prazer sexual do homem.

– Como se dá beijo na boca?

Tem vários tipos de beijo e depende da intimidade das pessoas. Podem encostar os lábios ou abrir um pouco mais. Ou, ainda, abrir mais a boca e encostar uma língua na outra. Mas isso não é coisa de criança: quando crescer e for beijar, vai saber como é.

– O que é boiola?

Boiola (ou bicha) é o nome feio que as pessoas, por desrespeito, dão para aqueles homens que amam outros homens e gostam de ter relações sexuais com eles. O correto é chamá-los de homossexuais.

– Que sangue é esse que sai do meio das pernas da mamãe todo mês?

Esse sangue, que sai pela vagina uma vez por mês e dura, mais ou menos, de três a quatro dias, é a menstruação. Significa que a mulher não está esperando um bebê. E a mulher coloca o que a gente chama de absorvente, ou algumas até uma "toalhinha", para se proteger e não sujar a calcinha.

OBSERVAÇÃO:

Essa informação poderá ser dada a partir dos 5, 6 anos, porque a criança terá uma compreensão melhor.

– Meu amiguinho diz que não nasceu da barriga da mãe dele...

Ele deve ser filho adotivo. É aquela criança que nasceu da barriga de uma outra mamãe, mas por um motivo sério ela não pôde ficar com ele. Aí uma outra pessoa – que é a mamãe dele agora – o adotou. O seu amiguinho não nasceu da barriga dessa mãe agora, mas do coração dela e do papai, que têm muito amor por ele.

– A minha colega tava colocando um pauzinho dentro da calcinha dela...

Ela devia estar colocando dentro do buraquinho da vagina. Não pode fazer isso! É um local muito sensível e pode machucar. Como também não pode colocar no nariz, no ouvido, na boca...

OBSERVAÇÃO:

Você pode complementar, se considerar necessário, dizendo que nem mesmo na calcinha pode ficar colocando pauzinho, lápis ou caneta porque, mesmo sem querer, também pode se machucar.

No ânus também não pode!

– *Posso pegar* aids?

Qualquer pessoa pode, mas não é assim tão fácil!

Quando se tem relação sexual com alguém com *aids* e não se usa camisinha, aí pode! Então, não se preocupe, você está muito novinho ou novinha pra se preocupar.

OBSERVAÇÃO:

Você pode também dizer (aos poucos, para não passar muita informação de uma vez só) que as pessoas que usam drogas e compartilham agulha de seringa têm chance, porque entre elas pode ter alguém com *aids*. Ou por transfusão de sangue, mas que no nosso país as transfusões já são bem controladas. E, quando a mãe tem a doença, pode acontecer de o bebê nascer também com *aids*, mas com grandes chances de deixar de ter.

– *Eu fui na casa do meu colega, e lá a mãe dele não o deixa andar sem roupa não...*

Cada família age de um jeito diferente e as pessoas devem respeitar isso...

Complementando:

Caso na sua casa vocês andem sem roupa:

...aqui em casa a gente acha que não tem nada de mais, por isso andamos assim. Mas nem todo mundo pensa como o papai e a mamãe.

Caso na sua casa vocês também não gostem de andar sem roupa:

...aqui também a gente não gosta. Sabe, eu e seu pai ficamos com vergonha de andar pelados. Por isso também não gostamos que você ande sem roupa.

– O que é caralho?

É o nome popular do pênis. Mas você não deve sair falando esse nome por aí, porque as pessoas consideram um nome feio e não gostam de ouvir.

– Por que mamãe tem cabelo na xereca?

Xereca ou xoxota tem um nome e é vulva. E muitas pessoas não gostam de ouvir esses nomes porque acham feio.

Mas todas as mulheres adultas têm cabelo na sua vulva. Quando você crescer, também terá.

Para os meninos: quando você crescer, também terá cabelos em volta do pênis e na bolsa escrotal (que é o nome do saquinho).

– Por que o papai não tem peito como a mamãe?

Os homens não têm peito como a mulher porque eles não dão de mamar para o bebê. As mamas, ou seios, são para que as mamães alimentem seus bebês.

OBSERVAÇÃO:

Se considerar adequado, diga que é uma parte muito sensível para a mulher e que as mulheres gostam muito de terem seus seios tocados na intimidade (veja se a idade é oportuna para ir um pouco mais com essa informação).

– Por que, quando estou na casa da minha colega, a mãe dela não deixa a gente ir ao banheiro juntos?

Olha só, filho: a mãe dela deve achar que meninos e meninas não devem ir ao banheiro juntos e você deve entender isso. Na casa da sua colega, as coisas são do jeito que a mãe dela gosta, assim como aqui em casa as coisas são como a mamãe e o papai acham melhor.

– Meu colega me disse que a mãe dele não gosta que ele a beije na boca...

É que na família dele as pessoas não se beijam na boca. E têm tem outras famílias que não vêem nada de mais nisso.

OBSERVAÇÃO:

A opinião se é certo ou errado depende de como você acha que deve ser em sua família. E, ao responder, é importante que você se posicione.

– *De onde as cegonhas trazem os bebês?*

Não são as cegonhas que trazem os bebês! São o homem e a mulher que fazem o bebê.

– *Por que eu não tenho leite igual a mamãe?* (Pergunta de uma menina.)

Respondendo às meninas:

Porque você ainda é pequena. Quando crescer e tiver um bebê, também vai poder dar de mamar pra ele.

Respondendo aos meninos:

Os homens não podem dar de mamar, pois não têm leite. Só as mulheres que têm bebês é que têm leite nos seus seios.

– *Por que eu não posso fazer xixi quando meu pênis tá duro?*

O pênis fica duro quando o menino está sentindo uma coisa muito gostosa. E ele mole, é para fazer xixi. Se não fosse desse jeito, poderia acontecer uma coisa, quando você estivesse querendo que acontecesse outra.

OBSERVAÇÃO:

Você pode dizer para seu filho que ter uma ereção é a mesma coisa que o pênis estar duro.

– *O que é orgasmo?*

Quando uma pessoa fica se tocando (que a gente chama de masturbação), ou tem uma relação sexual com outra pessoa, chega um momento em que tem uma sensação muito boa. Isso é orgasmo.

– *Gozar é isso?*

É, gozar é isso, e os homens e as mulheres gostam muito.

– O que é buceta?

É o nome popular da vulva. Mas você não deve se referir à vulva com esse nome, porque é um nome feio e as pessoas não gostam de ouvir.

– O que quer dizer ejaculação?

É quando o sêmen, um líquido grosso e pegajoso, sai do pênis do homem.

– Por que a mamãe fica dizendo que, quando eu acabar de fazer cocô, eu tenho que me limpar de frente pra trás? (Menina perguntando.)

Porque o cocô é sujo e tem germes ("bichinhos" que causam doenças). Aí, se você se limpar de trás pra frente, pode trazer esses germes para a uretra (que é o buraquinho por onde sai o xixi) e a vagina.

Os meninos também devem se limpar de frente pra trás.

OBSERVAÇÃO:

Aproveite e diga que, depois de fazer xixi e cocô, elas devem sempre lavar as mãos com sabão ou sabonete.

– Por que o meu "botãozinho" fica duro?

Esse "botãozinho" se chama clitóris, e as meninas sentem uma sensação muito boa quando brincam com ele. E ele fica duro porque se enche de sangue.

– Quando eu posso começar a fazer um bebê?

Quando você já tiver idade para ejacular, e isso acontece, mais ou menos, a partir dos 12 anos. E as meninas, quando começam a ovulação, também a partir dessa idade.

OBSERVAÇÃO:

Com criança pequena, não precisa detalhar muito, explicar os "mecanismos" da ovulação. Você pode dizer, por exemplo, que a menstruação já é um sinal de que pode engravidar.

Mas, importante: mesmo com criança, diga que para ter um bebê não precisa só ejacular ou ovular, mas ter maturidade, responsabilidade e poder se sustentar, para ter como criar o bebê (como o pai e a mãe dele, que já são bem grandes e conseguem mantê-lo).

– *Mamãe pode fazer sexo com o bebê na barriga?*

Pode, e o bebê está protegido. Ele está dentro do útero, na barriga da mamãe. E o papais coloca o pênis na vagina e nem chega perto dele.

– *Posso me pintar?* (Pergunta de um menino, ao pegar a maquiagem da mãe.)

Quem usa maquiagem são as mulheres quando saem, para ficarem mais bonitas. Mas, se você quiser experimentar, aqui em casa, para matar sua curiosidade, pode sim!

COMENTÁRIO

Fique tranqüilo. Essa é apenas uma curiosidade comum nos meninos, como representação.

Se quiser, você pode dizer que aqui os homens não usam maquiagem, mas outros povos, como os índios, andam pintados, mas isso é normal entre eles.

– *Por que menino usa cueca e menina calcinha?*

Porque existem as roupas de homem e as roupas de mulher. A cueca é a roupa que o homem usa para proteger o pênis e a calcinha é a roupa que a mulher usa para proteger a vulva, porque são lugares sensíveis.

– *O que é soropositivo?* (Pode perguntar uma criança acima de 7, 8 anos.)

É a pessoa que tem o vírus da *aids*. E o nome desse vírus é HIV.

– Por que não posso namorar?

Ah! Filhinha (ou filhinho), você está numa idade pra brincar; mais tarde, você vai namorar e quando crescer, se quiser, pode casar como fizeram a mamãe e o papai.

COMENTÁRIO

Lembrando que não há nenhum problema no fato de muitas crianças dizerem que namoram e darem o nome do amiguinho ou amiguinha da escola como namorado(a). É uma representação das crianças, muito pelo que vêem dos pais e o aprendizado da sexualidade. Mas não tem a mesma conotação que tem o namoro para jovens ou adultos.

– Por que a mamãe tem peitos e cabelo embaixo do braço e eu não?

Porque a mamãe é maior. Mas você tem peitos também, minha querida, só que pequenos. Quando crescer, os seios, é assim que a gente chama, vão crescer também como os da mamãe e você terá, também, pêlos embaixo do braço, na vulva....

Com o advento da *aids*, houve uma grande divulgação de campanhas de prevenção, e por todo canto ouvíamos *como se pega e não se pega* a doença. Com isso, popularizaram-se as expressões sexo anal, sexo oral e sexo vaginal.

Por isso, mesmo não sendo questões do universo infantil, passaram a despertar a curiosidade das crianças.

– O que é sexo anal?

É quando o homem coloca o pênis no ânus (no bumbum) de outra pessoa. O ânus é o buraquinho por onde sai o cocô.

OBSERVAÇÃO:

1. Aproveite e diga que, para a relação anal, a outra pessoa deve sempre estar de acordo (como tudo na vida sexual).

2. E que é fundamental o uso da camisinha.

– *O que é sexo vaginal?*

É quando o homem coloca o pênis na vagina. É dessa forma que se faz o bebê.

– *O que é sexo oral?*

É quando o homem estimula a vulva da mulher ou o pênis de outro homem com a boca e a língua. Ou, então, quando a mulher estimula o pênis do homem ou a vulva de outra mulher, com a boca e a língua.

Observação:

Se os mais saidinhos perguntarem:

– *O que é boquete?*

É a expressão popular para sexo oral (aí você explica, com a orientação anterior).

Pode acontecer de as crianças mais velhas perguntarem:

– *O que é estupro?*

É quando uma pessoa usa a força física ou ameaças para fazer sexo quando a mulher ou o homem não querem. É uma coisa muito triste, e na grande maioria das vezes são as mulheres quem são estupradas.

– *Machuca muito?*

Machuca porque a pessoa está forçando a outra. Mas não é só isso. A mulher ou o homem se sentem muito mal, com a sensação de terem sido usados, humilhados, violentados e muito mais.

Sexo é para ser feito com prazer, e quando as duas pessoas estão de acordo.

Pai e mãe, se alguma dúvida do seu filho não foi contemplada neste capítulo (e certamente não foi, porque a criança nos surpreende com perguntas que a gente nem imagina), pegue a resposta de outras como ensinamento: a forma clara, sem preconceito, levando em conta a idade para uma resposta mais simples ou elaborada, é o melhor caminho para essa aprendizagem sobre sexualidade.

Outra coisa: transmita, em todas as respostas, a idéia do prazer, do respeito ao outro, do carinho e da responsabilidade.

E que sexo é um encontro de duas pessoas adultas e que se gostam.

Se é tão bom, talvez perguntem por que eles não podem fazer sexo.

Porque é feito por pessoas adultas, dentro da sua intimidade e que, mais tarde, eles também terão os seus momentos. ***Mas criança não pode!*** (Coloque com firmeza!)

Ponto e contraponto

Quais são as perguntas mais fáceis e mais difíceis de responder ao filho?

Mais fáceis de responder:

"Explicar sobre a gravidez (a criança viu uma mulher grávida e perguntou como ela ficou grávida).

Explicar por que a mãe tem peito e ela não e pêlos debaixo do braço.

Explicar por que não pode namorar (criança)."

Cinay, 27 anos, mãe de uma menina de 4 anos (Biguaçu, SC)

"Explicar pra que servem os espermatozóides."

Maura, 30 anos, mãe de um menino de 8 anos (São José, SC)

Mais difíceis de responder:

"Explicar por que a mãe menstrua e filha não.

Explicar por que o homem tem 'piru' (pênis).

Explicar por que o homem usa cueca e a mulher calcinha."

Cinay, 27 anos, mãe de uma menina de 4 anos (Biguaçu, SC)

"Explicar por que o 'pinto' do filho é mais fino do que o do pai e por que as pessoas tiram a roupa para namorar."

Maura, 30 anos, mãe de um menino de 8 anos (São José, SC)

Vamos continuar essa conversa no FÓRUM deste livro, acessando o site: *www.marcosribeiro.com.br*

8. Situações delicadas

- A criança "pegou" papai e mamãe transando. E agora, o que fazer?
- Nudez no lar, tomar banho juntos...
- Quando na hora da amamentação o bebê fica com ereção...
- Quando na hora do banho o bebê fica com ereção...
- O filho fica falando palavrão
- O menino meio "afeminado"
- Ponto e contraponto

• A CRIANÇA "PEGOU" PAPAI E MAMÃE TRANSANDO. E AGORA, O QUE FAZER?

Não dá pra fingir que nada aconteceu, até porque a criança pode criar fantasias distorcidas do que seja uma relação sexual.

O mais adequado é, no dia seguinte, de maneira informal, perguntar para o filho: "Acho que ontem você viu papai e mamãe transando, tendo uma relação sexual!" Diante da resposta dele, pode completar: "Você sabe o que é isso?"

Se seu filho for pequeno, com a ajuda de um papel e de uma caneta, você pode desenhar os corpos do homem e da mulher (mesmo com aquele desenho malfeito, não tem problema) e explicando o que é a relação sexual (como conduzir o assunto e a linguagem, você encontra no capítulo 7).

Caso ele seja um pouco mais velho (7 anos em diante), com o auxílio de um livro de educação sexual infantil, pode orientá-lo e, aproveitando, informar sobre outras coisas que certamente ele já terá curiosidade em saber.

Ao dar a explicação, fale que o que ele viu é muito natural entre as pessoas, principalmente quando moram juntas como o papai e a mamãe. Aproveite para dizer que foi através de uma relação sexual, de um ato de amor, que ele nasceu e está aqui entre nós.

Caso você não tenha começado a falar sobre sexo em casa, talvez esse seja um excelente "gancho" para iniciar a educação sexual dos seus filhos.

Não falar sobre o assunto, simplesmente ignorar, além das fantasias distorcidas de que já falamos, pode gerar ansiedade, curiosidade precoce e possível experimentação, exatamente *por querer saber.*

E quando a criança dorme no quarto dos pais?

É uma situação delicada, à qual os pais devem se adequar, não só por causa dos pequenos, mas para que a própria sexualidade não venha a ser atrapalhada por causa dos filhos.

A preocupação de que o seu menino ou menina possa acordar de repente, tira a liberdade na hora da intimidade. Mas fiquem tranqüilos. Até os 2 anos, não há problema, mesmo que a criança acorde e veja vocês fazendo amor. A partir dessa idade, até por ela já estar começando a dominar a linguagem, pode ser uma situação constrangedora para vocês. Então, cada família deve examinar as próprias circunstâncias e a realidade que a cerca. Lembrando que as crianças pequenas têm uma ótima capacidade de adaptação.

Se você mora num apartamento pequeno, é sempre possível separar o berço do bebê com uma cortina, biombo ou mesmo com o guarda roupa. Ou, ainda, colocar o filho para dormir na sala.

Converse entre vocês e veja qual é a forma mais adequada. A decisão é do casal.

E quando o filho tem o seu quarto?

É muito comum a criança ir para o quarto dos pais, se jogar na cama entre os dois e fazer aquela algazarra. Isso é muito saudável para a convivência, mas é importante que ela saiba que em muitos momentos os pais vão ficar sozinhos no quarto, dentro da privacidade deles. Assim como o mesmo acontecerá com ele no seu quarto.

Ensine, desde pequena, que ela deve bater à porta antes de entrar no quarto dos pais e espere a resposta deles. Vocês também devem fazer o mesmo no quarto do seu filho.

Caso a criança acorde de noite, não há problema em ela terminar de dormir no seu quarto. Mas não esqueça de que, na maioria das vezes, é mais adequado que você a faça dormir de novo no quarto dela.

• Nudez no lar, tomar banho juntos...

Andar nu ou tomar banho não é nada demais, quando os pais se sentem à vontade e agem com naturalidade. Comportando-se assim, vocês desenvolvem na criança a noção da beleza da sexualidade, sem alusão a pecado ou vergonha.

Essa é uma oportunidade para os filhos perceberem as diferenças de homem e mulher, o que contribui muito satisfatoriamente para a identidade sexual.

É provável, também, que a partir daí surjam as primeiras perguntas, que vão ser importantes para que, desde cedo, as crianças tenham suas dúvidas sanadas, e possam ir construindo, aos poucos, uma imagem positiva do corpo e da sexualidade.

Deve-se lembrar que a criança não tem malícia, mas uma enorme curiosidade e essa é mais uma etapa do desenvolvimento. Curiosidade, aliás, que o adulto também sente, mas disfarça, quando se vê diante de um corpo nu.

Com o conhecimento que foi adquirindo e o passar dos anos, é provável que a curiosidade diminua e também comece a se resguardar mais, evitando tomar banho junto com os pais. E eles devem respeitar esse momento de privacidade dos filhos.

No entanto, há alguns que dizem:

"Não sei que vergonha é essa. Já lavei muito esse piru e agora não quer mais que eu lave!"

É uma dificuldade de pai e mãe em aceitar que seu "pimpolho" está crescendo e começa a querer privacidade.

Mas essa orientação só vai funcionar se os pais se sentirem tranqüilos agindo assim. Se compartilham da idéia de que andar sem roupa dentro de casa, ou tomar banho junto com os filhos, não tem nada demais, isto não trará problemas para eles mais tarde. Caso contrário, é melhor que não tenham tais atitudes e respeitem os limites internos. Se não for natural e ficarem constrangidos, parecendo "robôs" sem roupa, a criança vai perceber e essa será a imagem que ela terá da nudez, como algo que causa vergonha.

De vez em quando, em palestras, pais me perguntam se devem tomar banho junto com o filho. Sem pestanejar eu digo que não!

Se eles me perguntam, é porque para eles, não é natural. Precisam do aval de um especialista para começar a fazer a "coisa certa". Então, devem agir de acordo com o coração, com o que se sentem à vontade. Nada de *forçar a barra*. E aí, mais tarde, caso venham a se sentir mais tranqüilos, sem vergonha, aí sim, é o momento certo. Isso se quiserem.

Não quero dizer que você deva abolir a roupa e andar como se estivesse numa "praia de nudismo" o dia todo. Mas é, pelo menos, para não ficar com vergonha quando o filho entra de supetão no quarto e pega você sem roupa. Ou não sabe o que fazer se, ao terminar o banho, esqueceu toda a roupa no quarto e tem de ir até lá sem roupa.

• ***Aprendizados que os filhos podem ter:***

1. Os filhos podem compreender como ficarão quando crescerem, o que pode ser benéfico para eles.

2. Sentir-se mais confortáveis quanto ao seu próprio corpo.

3. Sentir-se menos acanhados ao trocar de roupa diante de outras pessoas, como os colegas, na escola.

4. Que o corpo humano é algo normal e que não precisa, necessariamente, estar sempre coberto. Que o corpo não é motivo de vergonha.

• ***Situações que podem surgir:***

1. Começar a perguntar sem parar, e você deve estar preparado para responder.

2. O pai tomando banho com a filha, pode acontecer de, ao perceber a diferença, ela leve a mão até o pênis do pai.

O que fazer? Falar para a filha, diante de sua curiosidade em tocá-lo, que ali é o corpo do papai e que o pênis é para ele tocar, brincar com a mamãe, fazer xixi...

3. A criança pode querer andar o tempo todo sem roupa.

O que fazer? Que em casa não precisa estar o tempo todo vestida, se não estiver frio. Mas se houver visitas ou for sair de casa, aí precisa se vestir, sim! Isso porque quase todas as pessoas gostam mais de ver os outros vestidos, quando são de outra família. Dentro de casa, só entre a família, é outra coisa.

• *Mas quando pai e mãe não se sentem à vontade, o que dizer?*

Que o papai e a mamãe preferem que eles usem roupas a maior parte do tempo em casa. Talvez por terem sido acostumados pelo vovô e pela vovó, não gostam de ver uma pessoa pelada pela casa, mesmo sendo seu menino ou menina.

Cada família pode decidir como vão ser as coisas em casa, e talvez quando crescerem, tiverem sua casa e filhos, prefiram não usar roupas.

E também (se for o caso) que não se sentem à vontade quando ele está sem roupa e tem visita em casa, seja esta visita uma criança ou um adulto.

• QUANDO NA HORA DA AMAMENTAÇÃO O BEBÊ FICA COM EREÇÃO...

A boca é uma parte importante de um conjunto de conexões nervosas que constituem o sistema de todos nós em relação à resposta sexual. Também fazem parte desse sistema a pele, os olhos, os sentidos (paladar e olfato) e os órgãos genitais. Todos estão ligados ao centro sexual localizado no cérebro, onde o prazer é sólido – seja seu filho menino ou menina.

O bebê aprende, logo que nasce, a reconhecer a mãe pelo sabor e cheiro do bico do seio, bem como pela visão de seu rosto e pelo som de sua voz. Isso tudo está associado à satisfação de mamar, ser alimentado, ser aconchegado e de sentir o calor da pele da mãe. Essas sensações são transmitidas para a parte consciente do cérebro e, através de outras conexões, ao centro sexual que as percebem como *agradáveis*.

Tudo é muito rápido, e a ereção é automática por causa da ligação nervosa muito direta entre o centro de prazer e o pênis ou o clitóris.

Vocês podem notar facilmente a ereção do seu bebê quando ele está nu. O clitóris ereto é menos fácil de ser notado, porém pode-se perceber a umidade da lubrificação vaginal. Todas essas são indicações da resposta sexual infantil.

• QUANDO NA HORA DO BANHO O BEBÊ FICA COM EREÇÃO...

Devido à rede de prazer das conexões nervosas das quais acabamos de falar, é natural que, no toque no corpo do bebê, na hora em que a mãe ou o pai estão dando banho, aconteça a ereção. Claro que, ao dar banho no seu filho, passar o sabonete, trocar fraldas ou limpar o bumbum, seus dedos, mesmo sem querer, podem tocar o pênis do seu filho e, com isso, ele ter uma ereção.

Com as meninas, ocorre a mesma coisa. Elas são estimuladas do mesmo jeito e, com isso, ocorre a ereção do clitóris.

Mas fique tranqüilo: isso não é prejudicial e você não precisa evitá-lo. Simplesmente deixe as coisas acontecerem naturalmente, sem incentivar ou se retrair.

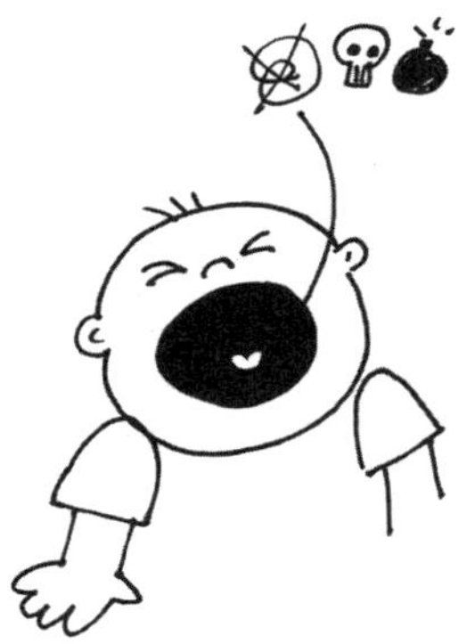

• O FILHO FICA FALANDO PALAVRÃO

O palavrão que, por um acaso, seu filho passa a falar, não tem o mesmo significado que para nós, adultos. Muitas vezes a criança fica repetindo em casa porque está na fase de aprender novas palavras, quando percebem que estas irritam seus pais, aí é que elas vão repetir como se fosse uma ladainha, sem saber o significado das palavras que estão dizendo.

E quanto mais os pais derem bronca ou ameaçarem bater, mais elas ficarão repetindo como um *papagaio* – é uma fase do comportamento imitativo (imitam tudo o que os outros fazem e dizem).

Como nesse período a criança está vivenciando a descoberta da sexualidade, é comum, então, que os palavrões estejam relacionados ao sexo.

Em poucos meses, essa fase passa. É preciso ter paciência. Mas, mesmo assim, vamos a algumas dicas de como lidar com essa situação:

1. Explique o significado do palavrão – o significado de cada um que ela diz diz. Aproveitando, traduza para ela com os nomes que as pessoas costumam dizer normalmente e que não ofendem a quem ouve.

   Exemplo
   caralho – pênis
   cu – ânus

2. Diga que, normalmente, esses palavrões são usados para ofender e chatear as pessoas;

3. Que as pessoas, geralmente, não gostam de ouvir palavrões e que a gente deve respeitar.
   Observação: começa aí a noção de limite, importante para a boa convivência social.

4. Bater não adianta!

5. Não fique medindo forças com o filho. Vão fazer uma "guerra de nervos", sem resultado nenhum. É uma fase e passa.

6. Verifique se o palavrão não está sendo usado para agredir você ou chamar sua atenção.
   O que ele está querendo dizer com o palavrão? E procure ajudá-lo.

• O MENINO MEIO "AFEMINADO"

É importante que os pais fiquem atentos para não criarem rótulos. Um comportamento mais "delicado" não caracteriza que o menino seja afeminado, nem mesmo evidencia uma orientação homossexual. Até mesmo a expressão "afeminado" é carregada de preconceito e discriminação.

Ser homossexual não é uma escolha ou opção, como podem imaginar. A ciência ainda não tem clareza sobre o que faz uma pessoa ser homo, hetero ou bissexual. Sabemos que é parte integrante da personalidade e se desenvolve com ela. Mas estamos longe de dizer que a causa sejam os componentes genéticos (biológicos), psicológicos (incluindo a relação com os pais) ou a interação com o social. A inter-relação dos três fatores é a mais provável.

Então, como estamos vendo, é um caminho mais complexo do que simplesmente ser afeminado. Aliás, você pode encontrar homens mais femininos, heterossexuais; e outros bem machões no comportamento estereotipado, sendo homossexuais.

Essa angústia com o comportamento do filho está muito mais na cabeça dos pais, com todas as expectativas que a sociedade cobra, do que com dados da realidade. E as crianças estão tranqüilas em relação a isso.

Homossexualidade tem a ver com orientação sexual (dê uma olhada de novo no capítulo 3, em 'Identidade, papel e orientação sexual'), e hoje sabemos que essa atração (ou orientação) sexual começa desde cedo, apesar de muitos não terem idéia "do que é isso".

Mas o fato de o seu filho brincar de boneca, estar sempre brincando com as meninas ou sua filha preferir um futebol e o "papo" com os garotos, não significa que eles sejam ou possam ser homossexuais.

Como estamos vendo, é um sistema complexo da sexualidade e não é um jogo ou brincadeira, ou um mimo maior dos pais, que vai definir a orientação sexual da pessoa.

O que o menino e a menina devem ter é a chance de brincarem tanto as brincadeiras consideradas masculinas quanto as consideradas femininas. É ter o acesso aos dois modelos, como experimentação.

Uma dica:

Caso o seu filho queira brincar só na roda das meninas, recusando todas as brincadeiras dos garotos, você pode ajudá-lo identificando em qual das brincadeiras ou jogos tipicamente masculinos ele tem mais habilidade e, aos poucos, inseri-lo e incentivá-lo. Forçá-lo a jogar bola, soltar pipa ou participar de qualquer atividade em que ele não leve o menor jeito só irá piorar a situação.

O ECA foi criado na década de 1990, objetivando a garantia de atendimento das necessidades e dos direitos das crianças e dos adolescentes, como prioridade absoluta das políticas públicas do nosso país e dever da família, da comunidade e do Estado.

E com a menina que só gosta de "pelada" com os garotos, que ela tenha a oportunidade de brincar de casinha, comidinha e boneca, dentro do que a nossa cultura estabeleceu como *brincadeira de meninas*.

Às vezes, o fato de não brincar com um grupo ou outro pode ser por medo, insegurança ou dificuldade de se entrosar. E, pai e mãe em casa e o professor na escola, podem ajudar a vencer essas barreiras, se for o caso.

DEBATENDO: PARA REFLETIR

Para que você possa refletir em casa, com seu companheiro ou companheira

- *A Constituição Federal tem como um dos seus objetivos fundamentais lutar contra todas as formas de preconceito.*

- *O Conselho Federal de Medicina, a Organização Mundial de Saúde e as principais associações científicas brasileiras e internacionais (desde 1990 nos Estados Unidos e 1985 no Brasil) deixaram de considerar a homossexualidade como desvio ou doença.*

- *O Estatuto da Criança e do Adolescente (ECA) é um instrumento legal que também defende a livre orientação sexual dos jovens. Veja os artigos 15, 17 e 18.*

Art. 15 – A criança e o adolescente têm direito à liberdade, ao respeito e à dignidade como pessoas humanas.

Art. 17 – O direito ao respeito consiste na inviolabilidade da integridade física, psíquica e moral, abrangendo a preservação da imagem, da identidade e da autonomia.

Art. 18 – É dever de todos zelar pela dignidade da criança e do adolescente, pondo-os a salvo de qualquer tratamento desumano, violento, aterrorizante, vexatório ou violento.

Ponto e contraponto

O que você acha de os pais andarem sem roupa dentro de casa e tomarem banho junto com os filhos?

"**Normal.** Os filhos precisam crescer conhecendo o corpo e respeitando as diferenças sexuais existentes neles."

Tânia, 32 anos, mãe de um menino de 6 anos (João Pessoa, PB)

"Acho que agora **não** é o momento adequado, pois ele é muito pequeno e não entende direito; porém, quando ele crescer mais e tiver seus 4, 5 anos, talvez.

Henrique, 26 anos, pai de um menino de 2 anos (João Pessoa, PB)

Vamos continuar essa conversa no FÓRUM deste livro, acessando o site: *www.marcosribeiro.com.br*

9. A influência dos meios de comunicação na sexualidade infantil

- PONTO E CONTRAPONTO

A mídia, e no caso especificamente a TV, exerce uma influência significativa no cotidiano de todos nós. Em relação às crianças e jovens, então, nem se fala, principalmente por estarem na fase de formação dos valores, conceitos, modelos de conduta e comportamento sexual.

Os pais, sempre que perguntamos a respeito, reclamam da programação da televisão, considerando-as impróprias para os seus filhos. Se antes era o apelo sexual que mais incomodava, hoje é a violência.

E nessa educação dos pequenos, pai e mãe não estão sabendo lidar muito bem com o seu papel.

A televisão pode, sim, estar contribuindo positiva ou negativamente para a educação do seu filho. Mas você contribui muito mais: a vivência que seu menino ou menina tem com você, todo o processo de identificação, a construção das "bases afetivas" exercem influências mais profundas do que aquilo que passa na televisão. Não quero dizer que essa máquina poderosa de imagem e som não influencia. Mas não podemos ficar jogando a culpa toda na telinha.

Por um lado, sabemos que a exposição precoce da criança a cenas de sexo e violência, de forma degradante, pornográfica e sem nenhum critério, pode interferir no seu desenvolvimento emocional. A criança armazena todo tipo de informação que recebe. Por isso, devemos ter qualidade nessa informação. Ninguém quer seu filhinho de 5 anos com cenas de sexo e violência "armazenadas" em sua cabeça, não é?

Por outro lado, temos pais que não estão sabendo zelar pelo que seus filhos estão assistindo. A televisão passou, então, a ser uma eficiente "babá eletrônica".

Segundo dados do IBOPE, a criança fica, em média, duas horas e meia por dia diante da TV. É muito tempo, se você pensar que a maioria delas fica ali sozinha, sem a participação de pai e mãe.

As crianças mais novas não conseguem decodificar as mudanças súbitas de ângulos, os efeitos visuais e de aproximação e afastamento da câmera. Também não percebem que o desenho que está assistindo parou e que já está passando um comercial. Na sua imaginação, tudo faz parte de um só programa, que está mandando ela comprar. Por isso, nos primeiros anos de vida, é importante que os pais estejam ao lado do filho. Esse é um momento precioso para conversar e, mesmo lentamente (ir aprofundando de acordo com a idade), desenvolver o senso crítico, traduzindo um pouco esse mundo da fantasia (o que é mentira e faz parte do sonho e o que é verdade) e, ainda quando pequeno, educar seu filho a entender e respeitar as diferenças, tendo como gancho os múltiplos programas de TV que estigmatizam, rotulam e tratam o ser humano com preconceito (como vemos em alguns programas de humor). Então, é transformar o que você vê em algo benéfico para a educação do seu filho.

Se você quiser saber sobre ética na TV, acesse o site:

www.eticanatv.org.br

Nesse site, você encontra material sobre a campanha "Quem financia a Baixaria é contra a Cidadania", uma campanha da Comissão de Direitos Humanos da Câmara dos Deputados e organizações da sociedade civil para a promoção dos direitos humanos e da dignidade do cidadão na mídia.

Exemplo:

– Olha, filho, o que você está vendo é verdade, acontece mesmo em alguns lugares. Mas aqui em casa a gente não concorda. Porque eu e seu pai (ou eu e sua mãe) acreditamos que as pessoas devem ser tratadas com respeito e sem discriminação. E, na casa de muitos amiguinhos seus, também pensam assim como a gente.

Mas se você não está perto, aquela imagem e mensagem é que ficam. Aí a TV estará sendo mais forte do que a educação que você dá em casa. E chega uma hora em que é seu papel assumir o comando do controle remoto.

A televisão é o primeiro e maior contato das pessoas com o mundo externo

Se uma criança, antes de completar 5 anos, tiver o hábito de ficar em frente a um aparelho de TV, terá visto aproximadamente 1.000 comerciais. Em menos de cinco minutos, já terá "viajado" pelo mundo e estado em contato com diferentes formas de linguagem. Portanto, um excelente meio de educação, desde que utilizado com esse fim.

"... os meios de comunicação em geral têm funções sociais importantes que devem ser preservadas como um bem democrático: a informação, o entretenimento, a prestação de serviços; mas é preciso ficar bem claro que o mundo que vemos pela televisão, pelas revistas de moda ou eróticas, na propaganda, no cinema, etc., é um mundo editado, retocado, onde os erros são corrigidos., o ritmo é envolvente e a trilha sonora nos coloca sempre no clima adequado. É a indústria cultural ou a sociedade do consumo. Como diriam os sociólogos. Isto é, um mundo escolhido a dedo para provocar certos desejos, levando-nos a tomar certas atitudes em detrimento de outras. Por isso, refletir sobre o que nos chega por essas vias é fundamental para o desenvolvimento de cada pessoa e para a vida em sociedade. "

SEXUALIDADE, PRAZER EM CONHECER

Fundação Roberto Marinho, Rio de Janeiro, 2001

Algumas dicas para pai e mãe

1. **Horário:** defina o horário para seu filho ver televisão. É importante que essas regras sejam bem definidas. E a televisão não pode ser a principal "programação" dele.

2. **Converse sobre o que ele está vendo de forma mais presencial:** caso você trabalhe fora, além de procurar saber como foi o dia dele, o que fez, com quem brincou, etc., pergunte se ele viu televisão. Diante da afirmativa, procure saber o que viu – questione, peça a opinião dele e desenvolva no seu filho, desde pequeno, uma opinião sobre o que está assistindo e que ele não seja um mero espectador que assimila tudo sem questionar.

3. **Definir o que ele pode ver:** com criança pequena, é papel de pai e mãe definir a programação que o filho poderá ver, de acordo com a faixa etária.

4. **Proporcione outra opção de lazer:** a televisão não pode ser a única "distração" do seu filho. Ele deve ter outras opções de lazer, como:
   - jogos educativos;
   - brincadeiras com os amiguinhos (que permite desde pequeno a interação com o grupo);
   - brincadeiras com trabalho corporal (para proporcionar habilidade e movimento);
   - esporte;
   - trabalho de artes e pintura, música, teatro ou o que for de seu interesse.

Claro que não me refiro a todas as possibilidades de lazer. Nem é adequado e educativamente desaconselhável. Mas cada família, dentro da disponibilidade de tempo e recursos, interesse da criança e adequação à faixa etária, que encaminhe seu filho a um mundo que não seja só o apresentado pela televisão.

Muitas vezes a TV passa informações, conceitos e "verdades" diferentes do que pai e mãe ensinam em casa. Talvez esse seja um bom momento de você conversar com seu filho que em casa vocês pensam assim, mas em outras famílias o pensamento pode ser outro.

Com essa abertura, certamente quando alguma mensagem for confusa ou eles quiserem contar o que viram, vão se reportar aos pais ou alguém de confiança.

Pesquisa:

A relação entre violência e televisão foi objeto de uma extensa pesquisa do governo americano em 1972, que chegou a conclusões semelhantes a um outro estudo, realizado pelo Instituto de Saúde Mental dos Estados Unidos uma década depois.

O resultado nos mostrou que o telespectador habitual de violência tende a encarar a brutalidade com menos traumas e, ele próprio, a ser mais violento.

Trazendo os resultados para os nossos dias, facilmente aplicáveis à realidade brasileira, essa banalização da violência, assim como a do sexo, dessensibiliza o homem para a agressividade (inclusive no comportamento sexual) e violência (incluindo a violência do estupro).

Não temos estudos desse tipo com os pequenos, mas uma criança, que ainda está formando sua estrutura psicológica, que fique na frente de um aparelho de TV pelo menos duas horas e meia por dia, estará exposta a uma avalanche de sexo e violência, com conseqüências certamente negativas para o seu desenvolvimento.

Por isso, como falamos aqui, é fundamental sua presença nesse processo, suplantando a influência da televisão. E, como essa presença do convívio familiar é muito mais forte, com certeza você consegue.

Inclusão:

É importante que a mídia, e aí não me refiro só à televisão, mas a todos os meios de comunicação, tenha um comportamento de *inclusão* das pessoas em suas reportagens, e não as excluam ou as estigmatizem.

As crianças devem, desde cedo, começar a conviver com as diferenças. Essa é uma contribuição importante que os meios de comunicação podem fazer: tratar com igualdade as pessoas (sem vantagens e/ou privilégios para um e outro), fazer interagir as culturas e aproximar os "diferentes". Essa visão para o seu filho, no momento do desenvolvimento, é muito valiosa para que ele cresça muito mais solidário às questões do outro, aceitando-os como são.

REVISTA EXAME (capa), abril de 1998, n. 659

"Por que os economistas erram tanto?"

A capa, com essa chamada, foi ilustrada com a foto de um homem fazendo a representação de um deficiente visual, acompanhado de seu cão-guia.

Comentários

"Há uma associação danosa de ineficiência e erro à cegueira. Essa representação colabora com a continuidade da noção preconceituosa de que as pessoas com deficiência são incapazes de obter acertos e sucessos." (Carla, estudante do curso de Ciências Sociais)

"Deficiência não é ineficiência e não pode ser com ela associada." (Diego, estudante de Direito)

Material retirado da publicação "Manual da mídia legal", realizado pela ANDI e Escola da Gente, Ed. WVA, Rio de Janeiro, 2003.

REVISTA SENTIDOS, março de 2002
(Campanha da Associação Desportista para Deficientes)

"Nesta cadeira de rodas, você nem percebe que a Vilma é paraplégica."

A foto da revista apresenta uma mulher sentada numa cadeira de rodinhas, do tipo "cadeira de secretária".

Comentários

"O reconhecimento da deficiência é necessário para dar início ao processo de inclusão." (Viviane, estudante de Ciências Sociais)

"O anúncio transmite a noção de que a deficiência deve ser escondida, incutindo a idéia de que a pessoa com deficiência deve empreender esforços a fim de se assemelhar àqueles que não a possuem, renegando, por conseguinte, suas particularidades e características individuais." (Alexandre, estudante de Direito)

Material retirado da publicação "Manual da mídia legal", realizado pela ANDI e Escola da Gente, Ed. WVA, Rio de Janeiro, 2003.

Isso não pode acontecer

Preconceito

Há uns dois anos, uma grande rede de lojas de varejo veiculou pela mídia a seguinte propaganda:

> **"Imagina o Natal com Papai Noel sem barba, menino brincando de boneca e menina jogando bola? É o mesmo que as lojas 'X' sem você".**

Essa é uma propaganda que não contribui e reforça o preconceito de gênero (tão discutido aqui nos capítulos 3 "Identidade sexual" e 5 "Heróis e princesas"). Ao ver e ouvir uma propaganda como essa, você terá uma excelente oportunidade de, através dela, educar seu filho para uma educação não sexista, desenvolvendo o senso crítico e a reflexão e mostrar que o preconceito, muitas vezes, se apresenta nas entrelinhas.

E assim vamos educando e formando um cidadão.

Ponto e contraponto

Você acha que a TV influencia no comportamento sexual das crianças?

"Sim, meu filho tem 7 anos, idade em que sua personalidade ainda se encontra em desenvolvimento, e existem certos programas, como novelas, que mostram algumas atitudes que podem confundir a cabeça de uma criança desta idade. Entre elas, o homossexualismo, o lesbianismo, a prostituição, as cenas provocantes, a traição no matrimônio, etc. Embora a TV também possua seu lado positivo quanto a educação e informação, devemos tomar cuidado com o perigo que ela representa."

Simone, 28 anos, mãe de um menino de 7 anos (Apucarana, PR)

"Não, pois meu filho tem apenas 2 anos e não compreende ainda o que assiste. Quando ele crescer mais, aí vai depender da educação dada a ele, pois uma educação correta, controlando as programações exibidas, vai fazer com que meu filho não seja influenciado sexualmente. Desde cedo é preciso buscar uma formação diferente, para que nem a TV, e nem outros veículos de comunicação influenciem neste ponto na vida da criança."

Sônia, 34 anos, mãe de um menino de 2 anos (Apucarana, – PR)

Vamos continuar essa conversa no FÓRUM deste livro, acessando o site: *www.marcosribeiro.com.br*

10. Os contratempos na educação dos pequenos

- **Abuso sexual na infância**
- **Exibicionismo**
- **Ponto e contraponto**

• ABUSO SEXUAL NA INFÂNCIA

Esse é um dos assuntos mais delicados de se tratar com os pais, porque é onde a criança é atingida em sua inocência de forma violenta e subjugada à força, seja de forma física, psicológica ou moral. A criança é invadida em sua sexualidade. E não podemos colocar "panos quentes", até porque o abuso sexual tem crescido muito em nosso país.

Abuso sexual é uma situação onde a criança ou o adolescente é usado por um adulto (ou adolescente mais velho, no caso da criança) para satisfazê-lo sexualmente. Essa relação envolve poder e autoridade por parte de quem está abusando.

Geralmente, esse abuso envolve toques (principalmente nos órgãos sexuais), exploração sexual, pornografia e, algumas vezes, sexo com penetração, podendo ter violência ou não.

O que dificulta o esclarecimento da situação é o silêncio que se cria ao redor dela. Primeiro, pela questão sexual da criança que ainda é difícil de ser tratado pelo pai e pela mãe, como estamos vendo aqui no livro. Segundo, pela própria violência em si e pela dificuldade de ter de *encarar de frente* tal situação, que traz traumas para todos os envolvidos.

Mas não tem jeito: é preciso lidar com a situação, sim! Até porque quem mais sofre nessa história é a criança, a principal vítima.

Na maioria dos casos, o abusador é alguém muito próximo da criança: são familiares (incluindo pais, padrastos...), amigos íntimos da família, vizinhos que têm intimidade com a casa da pessoa ou até pessoas responsáveis pela criança (que não são os pais, mas quem cuida dela). E ele usa dessa proximidade afetiva, de confiança ou de dependência econômica.

Por isso se torna difícil a identificação do problema, visto que o abusador tem a "capacidade" de persuadir ou assustar a criança para que ela se mantenha calada. Alguns (quando não os pais ou padrastos) ameaçam, inclusive, fazer alguma coisa com seus pais se ela falar.

Durante muito tempo, acreditou-se que o abusador era alguém psicologicamente perturbado, que vivia em condições subumanas ou que tivesse tido uma vivência promíscua. Até com envolvimento de álcool e outras drogas. Mas não são apenas esses.

Hoje sabemos, inclusive com o noticiário da imprensa, que podemos ter pessoas bem-sucedidas e aparentemente sem problemas, que convivem com a gente e podem ser abusadoras. E eles mesmos podem ter sido vítimas de abuso quando crianças.

O Ministério da Justiça registra cerca de 50 mil casos de violência sexual por ano contra crianças e adolescentes. Acredita-se que esse número represente apenas 10% dos casos.

Mas não é para você ficar apavorado. Também não é assim! Com a educação que vocês dão aos seus filhos, conversando e abrindo espaço para que eles tragam qualquer contratempo ou "coisa estranha" que aconteça com eles, certamente vocês podem ficar mais tranqüilos, porque um passo importante já foi dado.

Podemos ter abuso sexual sem contato físico e com contato físico

Abuso sexual sem contato físico é aquele que privilegia a linguagem e a imagem.

- Conversar sobre sexo, em alguns casos em tom pornográfico, para despertar a criança ou adolescente. Elas podem ocorrer pessoalmente, por telefone ou, hoje em dia, pela Internet.

- Colocar filmes eróticos ou pornográficos e assistir junto com a criança ou jovem, para estimulá-los.

Abuso sexual com contato físico é aquele que privilegia as carícias e toques.

- São carícias e toques nos órgãos sexuais, masturbação, sexo oral, penetração vaginal e anal, ou a tentativa de uma dessa práticas.

Todas essas atitudes geram ansiedade e culpa nas crianças e nos adolescentes.

Disque Denúncia de Violência, Abuso e Exploração Sexual de Crianças e Adolescentes:

Tel.: 0800 99 0500

Esse é um serviço que está ligado à Secretaria Especial de Direitos Humanos do Ministério da Justiça.

O abuso sexual pode ser identificado por algumas "marcas" que o abusador deixa no corpo da criança ou adolescente: lesões físicas, marcas de mordidas ou chupão, ruptura do hímen (no caso da menina), ferimento no ânus ou mesmo uma doença sexualmente transmissível.

Esses casos são até mais fáceis de serem identificados, porque têm lesões físicas. No entanto, os mais difíceis são os que não deixam marcas, nenhuma lesão física; são os mais freqüentes.

Mas pai e mãe podem ficar atentos aos comportamento do filho, a qualquer alteração:

- Se elas, de repente, apresentarem uma superexcitação, fora daquele padrão que conversamos aqui ao longo deste livro. A criança pode estar reproduzindo o que fizeram com ela.
- Se, de uma hora para outra, a criança voltar a fazer xixi na cama, ter o sono agitado ou mesmo deixar de comer, sem um motivo aparente.
- Se a criança tornar-se apática ou assustada e com medo de tudo.
- Se o adolescente tornar-se agressivo.
- Se a criança ou o adolescente começar a ter baixo rendimento escolar.

Todas essas situações podem ser indícios de um abuso sexual. Mas, para que pai e mãe possam saber, é importante que verifiquem cuidadosamente o que está acontecendo. Uma ou outra situação não caracteriza um abuso. Pode ser o sintoma de um outro problema que seu filho esteja passando e é igualmente importante você estar ao lado dele para ajudá-lo.

Mas como evitar que o abuso sexual aconteça?

Não há um modo infalível. Mas podemos ter algumas atitudes de prevenção:

- Ensinar à criança que o corpo dela lhe pertence.
- Que ela tem o direito de pedir que não toquem no corpo dela.
- Que aprenda a dizer "não!".

■ Caso alguém tente alguma coisa, que procure alguém de confiança e peça ajuda. E que não seja só pai e mãe, mas os avós tios, professor... Isso porque, como vimos, muitas vezes o abuso vem de dentro da família.

■ Que não se sinta culpada ou com medo, porque você está ali para ajudar e proteger. E que pode falar qualquer coisa que acontecer porque ninguém vai bater. Assim, a criança se sente mais protegida e segura.

■ O Trabalho de Educação Sexual na Escola pode contribuir satisfatoriamente, com orientação para a criança e o adolescente.

ESTATUTO DA CRIANÇA E DO ADOLESCENTE
(Lei 8069, de 13/07/1990):

Art. 5º – Nenhuma criança ou adolescente será objeto de qualquer forma de negligência, discriminação, exploração, violência, crueldade e opressão, punindo na forma da lei qualquer atentado, por ação ou omissão, aos seus direitos fundamentais.

Como ajudar a criança?

■ Ouça a criança. Seu depoimento deve merecer credibilidade, pois dificilmente ela é capaz de elaborar uma falsa história de abuso sexual. Junta-se a isso, a sua percepção do comportamento dela.

■ Caso você note alteração de comportamento, como falamos aqui, no sentido da superexcitação, converse com ela e pergunte com quem aprendeu aquilo.

■ Verifique se a criança não está com medo ou sendo ameaçada. Deixe claro que ela não vai ser castigada. E que você quer ajudá-la.

■ Deixar claro que ela não é responsável e que, por isso, não precisa se sentir culpada.

Por fim, deixe claro que sexo não é isso. Mas um encontro de prazer, carinho e respeito entre as pessoas. Que o que houve são atitudes de pessoas maldosas e que merecem ser punidas. Mas que a maioria das pessoas não é assim.

• Exibicionismo

O exibicionismo tem como principal característica chocar a vítima. Esse é o objetivo do exibicionista.

Sua excitação vem da exposição dos órgãos sexuais e, com isso, obtém seu prazer sexual. Quanto maior for a reação negativa das pessoas, de espanto ou choque, mais excitados

ESTATUTO DA CRIANÇA E DO ADOLESCENTE

(Lei 8069, de 13/07/1990):

Art. 245 – Deixar o médico, professor ou responsável por estabelecimento de atenção à saúde e de ensino fundamental, pré-escola ou creche, de comunicar à autoridade competente os casos de que tenha conhecimento, envolvendo suspeita ou confirmação de maus tratos contra criança ou adolescente.

Pena: multa de três a vinte salários mínimos de referência, aplicando-se o dobro em caso de reincidência.

ficam. Geralmente, a exposição do pênis (é muito mais comum em homens) vem acompanhada de masturbação.

Pelo fato de as crianças serem indefesas, não mostrarem reação como os adultos, e naturalmente ficarem apavoradas, as vítimas preferidas dos exibicionistas.

Os exibicionistas sofrem de problemas emocionais e dificuldades sexuais e, por isso, devem ser encaminhados para tratamento. Mas nem por isso significa que nossas crianças não devam ser protegidas.

Orientação para o seu filho

Caso aconteça uma situação dessa com ele, diga-lhe para procurar alguém próximo (um guarda, por exemplo) ou entre num lugar público (escola, igreja, comércio, etc.) e peça ajuda a alguém.

Ponto e contraponto

Você sabe lidar com uma situação de abuso sexual?

"**Acho** que temos que agir com tranqüilidade, porque, quanto mais alvoroço a gente fizer, mais a criança fica exposta. Então, devemos esquecer, fazer de conta que nada aconteceu."

Vera Lúcia, 37 anos, mãe um menino de 7 e uma menina de 10 anos (Campo Grande, MT).

"**Não** dá para esquecer uma situação como essa. Se um safado faz isso com um filho meu eu nem sei. Por isso a gente não pode deixar o filho ficar com qualquer pessoa. Eu denuncio porque se não ele pode fazer com outras crianças porque isso é uma doença."

Sérgio, 32 anos, pai de um menino de 7 anos (Campo Grande, MT)

Vamos continuar essa conversa no FÓRUM deste livro, acessando o site: *www.marcosribeiro.com.br*

11. Aids: como lidar com esse assunto com nossas crianças

- **Geração camisinha**
- **Mas como falar desse assunto com a criança?**
- **A criança com *Aids* na escola**
- **Ponto e contraponto**

• GERAÇÃO CAMISINHA

Mais informações sobre aids, acesse o site do Programa Nacional de DST / Aids do Ministério da Saúde:

www.aids.gov.br

Os primeiros casos de *aids* aconteceram, por volta dos anos 1977/1978, nos Estados Unidos, Haiti e África Central. No Brasil, começamos a ter conhecimento da doença em 1980, quando foi registrado o primeiro caso no estado de São Paulo.

De lá pra cá, são mais de vinte anos e o panorama mudou consideravelmente. Se antes se associava a doença à homossexualidade, hoje em dia sabemos que todos nós somos passíveis de ter o vírus da *aids* (HIV), se não nos cuidarmos.

Se antes, numa geração anterior, não se falava abertamente sobre camisinha, sexo oral e sexo anal, por exemplo, hoje torna-se necessário esse conhecimento por uma questão de prevenção.

As nossas crianças e adolescentes já nasceram numa época em que esse assunto era discutido no país, o que faz com que, desde cedo, elas tenham curiosidades que, anteriormente, não eram compatíveis com uma criança de 5 anos.

A "geração camisinha", como costumo chamar, se acostumou a ouvir falar do preservativo e até mesmo "brincar" com ele como se fosse bola de aniversário, desde pequena. Então, não podemos fingir que nada está acontecendo, com a ilusão de que estamos protegendo os filhos. A melhor proteção é a informação.

Principalmente porque seu filho ainda pequeno amanhã será um adolescente (se já não o é) e adulto, e precisará desses conhecimentos para viver sua sexualidade de forma saudável. E isso inclui o uso da camisinha em toda relação sexual.

Segundo o Programa Nacional de DST/Aids do Ministério da Saúde, o Brasil tem mais de 550 mil casos de pessoas portadoras do vírus da *aids* (HIV).

É adequado, portanto, que a informação comece desde cedo, como vimos aqui no livro, junto com a descoberta da sexualidade e as primeiras dúvidas sobre sexo.

• MAS COMO FALAR DESSE ASSUNTO COM A CRIANÇA?

Desde os 3, 4 anos de idade, a criança já tem dúvidas sobre sexo. Assim como as diferenças entre meninas e meninos e como nascem os bebês. Com isso, podem surgir as primeiras perguntas sobre *aids*. Apesar de não entenderem muito bem a diferença entre saúde e doença. E essa resposta poderá ser dada, se a criança perguntar diretamente ou você perceber que esse assunto está surgindo em suas brincadeiras.

Procure responder de forma clara, simples e objetiva, para facilitar a compreensão da criança.

Comece usando situações concretas, como a gripe, para explicar como os germes causam doenças.

Fale que algumas doenças são causadas por bactérias ou vírus que são "bichinhos" que entram no nosso corpo, deixando a gente doente. E que esses "bichinhos" são tão pequenos, que só podemos vê-los através de um aparelho chamado microscópio.

Mas ressalte que os vírus e as bactérias são muito diferentes desses bichinhos que ela pode ver, como os insetos.

No caso da *aids*, o que a causa é um vírus e o seu nome é HIV. Aproveite e diga como se pega e que por isso falam tanto de camisinha, porque é uma forma segura de evitar a doença (essas informações de como responder à criança sobre como se pega e não se pega *aids*, assim como o uso da camisinha, você encontra no capítulo 7).

Você pode ir aprofundando o assunto de acordo com a idade de seu filho e o interesse dele de querer saber mais.

Com a ampla discussão da doença nos meios de comunicação, ou mesmo por ser um assunto que freqüentemente está sendo conversado em casa ou na escola, é comum que a criança, dentro do seu universo de fantasia, comece a ter medo de "pegar" *aids*.

É importante, nesse momento, que pai e mãe possam explicar que:

As primeiras camisinhas de que se tem notícia eram feitas de pele de cobra. Depois, com tripas de ovelhas, que duravam mais tempo, até chegar aos dias de hoje, feitas de látex, que é a seiva da seringueira concentrada.

1. As crianças não precisam ter medo de "pegar" *aids* porque as principais formas de transmissão não são comuns para pessoas da idade dela. Se considerar necessário, no momento, fale como se "pega" *aids*.
2. Não se pega *aids* brincando, estudando, jogando, passeando e nem mesmo estando junto no mesmo ambiente com uma pessoa que tem *aids* (é fundamental, desde cedo, acabar com esses mitos).

Reforce a importância do uso da camisinha como a principal proteção contra a doença. Mas, também, que o respeito e cuidado por si e pela outra pessoa são fundamentais. Este respeito e cuidado com o outro não se referem apenas à sexualidade e à prevenção de doenças, e sim a seu papel como futuros cidadãos que serão. E isso se aprende em casa, com os pais.

Crianças (con)vivendo com aids

A luta contra a *aids* e a solidariedade em relação ao portador de HIV deve ser uma postura de todos nós.

Até cerca de 2001, 20% a 40% de bebês nascidos de mães infectadas adquiriram o HIV e alguns desenvolviam a aids no primeiro ano de vida. Com o tratamento das gestantes soropositivas e dos bebês logo após o nascimento, os níveis de infecção reduziram-se para até 8%.

Programa Nacional de DST/Aids do Ministério da Saúde

Em 1983, tivemos o primeiro caso notificado em criança. Desde o início da epidemia, crianças adquiriram o vírus da *aids*, primeiramente através da mãe soropositiva durante a gravidez (tecnicamente chamada de transmissão vertical). Não esquecendo as outras formas de transmissão: sexo (no caso de um abuso sexual, por exemplo), drogas injetáveis, transfusão de sangue ou mesmo durante a amamentação, quando amamentado por sua mãe portadora do HIV.

No caso do aleitamento materno, em específico, a possibilidade de ocorrer a transmissão do HIV da mãe para o filho durante a amamentação é de 14%, se ela estivesse desde o início infectada. E de 29%, caso tenha se infectado durante o período de amamentação.

Por isso, recomendamos que mães infectadas com o vírus da *aids* não amamentem seus filhos, nem que utilizem o leite de outras mulheres, antes de ter certeza de que a "mãe de leite" não está infectada. Nesse caso, a orientação serve para todas as mulheres que, por qualquer motivo, não possam amamentar sua criança.

Uma criança com *aids* vai ter uma melhor ou pior "convivência" com a doença, de acordo com a postura das pessoas que a cercam. O primeiro passo é deixar de lado os preconceitos e ter uma atitude corajosa de estimular a criança para a vida. E também estar fortalecido para lidar com o medo e a reação das pessoas.

"Aquilo que não me mata, me fortalece."

Nietzsche

A dificuldade emocional de uma criança soropositiva não tem nenhuma relação com o vírus, e sim com o ambiente em que vive e freqüenta, dependendo se as pessoas vão ser mais amorosas (como fazem com toda criança) ou reativas, mostrando nos gestos uma situação incômoda. Mas se a pessoa agir com naturalidade, favorecer o ambiente para que a criança tenha uma boa auto-estima, não ficar lembrando o tempo todo da doença (o que não significa negligência, nem deixar de dar os remédios na hora certa) e possibilitar que ela seja criança como qualquer outra, maiores serão as chances de ela ter um bom desenvolvimento físico e afetivo.

Um outro ponto importante é que essas crianças vão ter uma sexualidade como outra criança de sua idade e, mais tarde, já adolescentes, manifestarão seus desejos, experiências afetivas e vontade de ter relações sexuais como qualquer jovem. E isso já vem acontecendo com crianças que nasceram soropositivas, ou se infectaram ainda pequenas, e hoje estão na adolescência, com a sexualidade "à flor da pele".

Se, para os adolescentes em geral, o início da vida amorosa não é tão simples, para os jovens portadores do HIV o assunto ganha outros contornos.

Mas não é perigoso?, pode perguntar uma mãe aflita.

Os cuidados que devem ter é na hora da penetração (vaginal e anal), sexo oral, no contato com mucosas genitais ou possíveis sangramentos. Nesses casos, a orientação é a mesma para qualquer jovem: use camisinha em toda relação sexual e tenha sempre um comportamento preventivo. Esse é um compromisso e responsabilidade que deve ser de todos, independente de se ter o vírus ou não.

1° de dezembro: Dia Mundial de Luta contra a Aids

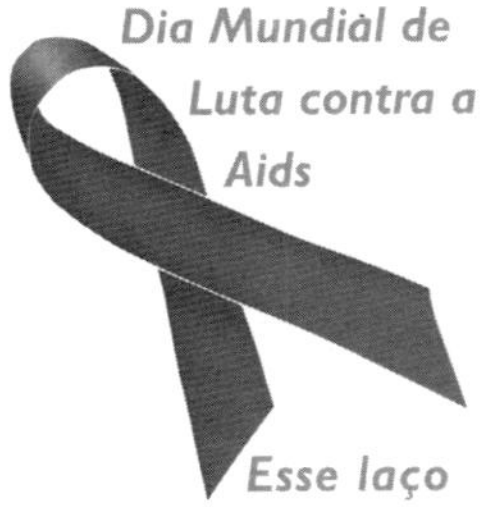

Esse laço vermelho é o símbolo de solidariedade e de comprometimento da luta contra a aids. O projeto foi criado em 1991, pela visual aids, que é um grupo de profissionais de artes de Nova Iorque. Eles queriam homenagear amigos e colegas que tinham morrido ou estavam doentes de aids.

O laço vermelho foi escolhido também por causa de sua ligação ao sangue e a idéia de paixão e foi inspirado no laço vermelho que honrava os soldados americanos mortos na guerra do golfo.

A nossa atitude cotidiana de solidariedade, de compartilhar, de passar informação sempre que possível, de acreditar na ciência e se engajar nas campanhas (sejam elas governamentais ou não-governamentais), nos faz ter a esperança (ou "esperançar") de que em breve estaremos vivendo uma outra realidade.

> " 'Esperançar' é construir essa esperança na vida dessas crianças, para elas terem vontade de viver, terem qualidade de vida, e construírem e tecerem a sua vida, o seu futuro, sem que elas vivam em aquários fechados, nem numa redoma de vidro. Elas estão nesse mundo cheio de conflitos, de dificuldades, a vida delas já tem limitações próprias do grupo social a que eles pertencem. A própria questão de serem HIV positivo traz também certas limitações. Construir essa esperança, de estar esperançoso, é olharem para o futuro com brilho nos olhos. Acreditarem que é possível viver, que é possível construir a sua vida não só pessoalmente, individualmente, mas comunitariamente, dentro de uma sociedade onde elas possam ser vozes muito fortes de esperança, mesmo dentro de suas limitações."
>
> Padre Júlio Lancellotti, diretor da Casa Vida (São Paulo), que abriga crianças portadoras do vírus da *aids.*

Pai e mãe podem participar!

Os pais, organizando-se com outros, podem propor que a escola ou creche em que seu filho está se mobilize e estruture um projeto ou campanha de educação sexual e prevenção às DST/Aids. Assim como abre espaço para discutir temas urgentes, como ecologia, educação no trânsito, ética, violência, etc.

Os trabalhos desenvolvidos pelas escolas são inúmeros e de qualidade, mas muito aquém da necessidade da nossa realidade e das campanhas, slogans, músicas, textos e todos os recursos de comunicação desenvolvidos pela iniciativa privada, órgãos governamentais, organizações não-governamentais e sociedade como um todo. Falta agora é serem desenvolvidas, para as crianças, campanhas ligadas à questão da solidariedade.

Vejamos alguns exemplos

Campanha realizada pelo Programa Nacional de DST/Aids do Ministério da Saúde

www.aids.gov.br

Essa marca irá assinar todas as peças de promoção do uso do preservativo produzidas pelo Ministério da Saúde.

Campanha realizada pela organização não-governamental CORES – Centro de Orientação e Educação Sexual, localizada no Rio de Janeiro.

www.cores.org.br

Com o slogan **Não importa a cor da camisinha, o importante é que use**, a campanha "*Coloque cores no seu prazer*" é voltada para o público adolescente.

Texto elaborado por Bruno Ribeiro, baterista:

Nos caminhos das descobertas
Ouvimos falar sobre HIV e DST
Parece magia, mas é real
Doenças acontecem, quando a prevenção desaparece
Informar é preciso. Temos que entender isso.
Basta usar camisinha, não só para evitar gravidez e *aids*,
Mas para deixar um relacionamento seguro e com amor.
Campanhas e eventos falam sobre isso.
Não devemos encarar tudo com festas.
O prazer é bom, mas a prevenção é melhor.
Devemos entender e usar camisinha
Para sabermos amar e viver.

• A CRIANÇA COM *AIDS* NA ESCOLA

Pai e mãe ou mesmo os professores não precisam se preocupar, caso haja, na escola do seu filho ou na qual que você dá aula, uma criança (ou adolescente) com *aids*. A convivência não oferece riscos.

O cuidado que se deve ter, caso a criança venha a cair e tenha algum corte, é não ter contato com o sangue, porque aumenta a possibilidade de se infectar. Mas esse cuidado não é diferente em nenhum outro lugar, como em casa, por exemplo, e com todas as crianças. Antes de tudo, são cuidados básicos de saúde e de higiene que a escola deve ter com seu aluno.

Nenhuma escola pode negar matrícula ou impedir que o aluno com o HIV assista aula, segundo Portaria Interministerial dos Ministérios da Educação e da Saúde (n. 796/92).

Segundo o dr. Marcelo Turra, advogado e assessor jurídico do Programa Nacional de DST/Aids do Ministério da Saúde, "essa portaria também determina que alunos, professores e funcionários não são obrigados a informar à direção da escola sua condição de soropositivos, assim como a realização de exames como pré-requisito para a admissão na escola ou matrícula do aluno. A divulgação de diagnóstico de infecção pelo HIV ou *aids* de que tenha conhecimento qualquer pessoa de comunidade escolar, entre alunos, professores e funcionários, não deve ser feita como também não deve ser permitida a existência de classes especiais ou de escolas específicas para infectados pelo HIV [...] Atitudes de desrespeito ao direito básico à educação podem ser judicialmente rechaçadas, com a propositura de ação de manter a criança na escola ou um pleito judicial objetivando indenização pelos danos morais causados".

Uma escola que tenha um aluno com o vírus da *aids* ou pai e mãe de menina que tenha uma amiguinha na mesma situação, podem aproveitar a oportunidade para exercitar sentimentos e atitudes como lealdade, solidariedade, afeto e não discriminação e preconceito.

Ponto e contraponto

Você conversaria com seu filho pequeno sobre *aids*?

"Sim, desde o momento em que ouviram falar sobre a doença na TV que eu converso com eles sobre isso e o que mais me perguntarem.Primeiro tive que aprender sobre a doença ouvindo o rádio e vendo reportagens na TV, depois falei tudo para eles. Sempre conversei com meus filhos sobre tudo e não tenho nenhuma dificuldade."

Maria, 41 anos, mãe de dois filhos
(Amargosa, BA)

"Não, nem pequeno nem grande, porque isso é "uma pouca vergonha". Essas "coisas" se aprendem na rua com os amigos. Pai e mãe não têm esse tipo de conversa com filho não!

.... E não permito que minha mulher fale isso com eles não!"

Cassimiro, 45 anos, pai de seis filhos
(Lajedo Grande, BA)

Vamos continuar essa conversa no FÓRUM deste livro, acessando o

12. Vamos falar de amizade, relacionamento e separação com os filhos?

- Formando vínculos de amizade
- A importância de falar sobre relacionamento
- Quando o relacionamento acaba: separação, divórcio, viuvez...
- A nova namorada do pai... a paquera da mãe
- O novo namorado do pai. A nova namorada da mãe
- Ponto e contraponto

• FORMANDO VÍNCULOS DE AMIZADE

Os amigos são as relações que, por admiração, afinidade, interesse em comum e idéias parecidas, escolhemos para ter por perto compartilhando a nossa vida.

Essa não é uma relação que se estabelece ainda muito pequeno, mas vai sendo construída aos poucos.

Crianças de até 5 anos de idade não desenvolvem esses sentimentos, a não ser que tenham contato com outra da mesma idade, muitas vezes facilitado pela amizade dos pais.

No primeiro ano de vida, logo que nasce, o bebê vai estar muito centrado nele. Depois se estabelece a primeira relação que é com a mãe e, em seguida, com o pai. Mesmo convivendo com outras crianças, entre um ano e meio e 2, 3 anos de idade, ainda vão preferir brincar sozinhas ou com seus amigos imaginários – e essa fantasia pode durar até uns 7 anos, mesmo já tendo a convivência com outras crianças, em casa ou na escola.

Esses amigos do "faz-de-conta" são parte da fantasia e do universo infantil e os pais não precisam se preocupar. A não ser que o amigo da fantasia seja mais importante que a vida real ou vá além dos 7, 8 anos. Aí, poderá ser importante a ajuda de um psicólogo.

Por volta dos 3 anos, as brincadeiras podem sempre acabar em briga e choro, pois um vai querer sempre o brinquedo na mão do colega, visto que a criança ainda sente as coisas como uma extensão dela. Daí a importância de pai e mãe, mesmo com o filho pequeno, começarem a estabelecer os limites (não de forma rígida) e fazê-lo respeitar os amiguinhos.

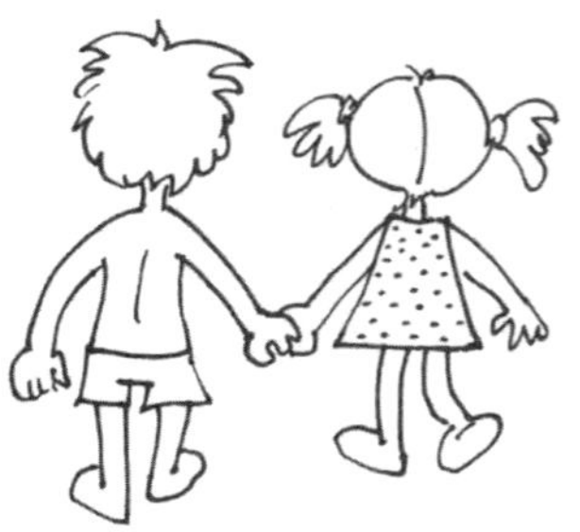

A partir dos 4 anos, começam os primeiros "ensaios" de socialização, brincadeiras em grupo, e troca com os amiguinhos. Vai ser a partir dos 5 anos que começa a surgir o primeiro amigo (dentro do contexto infantil). E essa experiência será muito rica. Quanto mais a criança tiver contato com diversas crianças, de ambos os sexos, mais facilidade ela terá para conviver em grupo, aceitar as diferenças e lidar com as frustrações, quando o grupo diz NÃO a alguma coisa e ela tem de aceitar. Mais tarde vai ocorrer uma retomada dessa convivência, na *identidade grupal*, como você vai ver, com mais detalhes, no próximo capítulo ("Filho adolescente").

Cada criança é de um jeito e a sua interação no grupo também. Então, não dá para os pais "forçarem a barra" para seu filho ser o mais popular da turma, sendo ele tímido, porque o resultado pode ser o oposto: ele se retrair cada vez mais.

A regrinha é simples: respeite seu filho como ele é.

Procure não programar encontros, chamando os primos para vir num domingo, achando que seu filho é muito sozinho e pode ser bom como companhia para ele. Que tal perguntar pra ele antes? Ele pode preferir um amiguinho do andar de cima, ou da casa ao lado, em vez de primos que não têm nenhuma intimidade com ele.

Para terminar, uma historinha que traduz bem o que podemos passar para os filhos, sobre a construção da amizade, associada à solidariedade. Uma verdadeira *lição de vida*.

UMA LIÇÃO DE VIDA

Há alguns anos, nas Olimpíadas Especiais de Seattle, também chamada de Paraolimpíadas, nove participantes, todos com deficiência mental ou física, alinharam-se para a largada da corrida dos cem metros rasos. Ao sinal, todos partiram, não exatamente em disparada, mas com vontade de dar o melhor de si, terminar a corrida e ganhar. Todos, exceto um garoto, que tropeçou no piso, caiu rolando e começou a chorar.

Os outros oito ouviram o choro, diminuíram o passo e olharam para trás. Viram o garoto no chão, pararam e voltaram. Todos eles! Uma das meninas, com síndrome de Down, ajoelhou-se, deu um beijo no garoto e disse: "Pronto, agora vai sarar". E todos os nove competidores deram os braços e andaram juntos até a linha de chegada.

O estádio inteiro levantou e não tinha um único par de olhos secos. E os aplausos duraram longos minutos. As pessoas que estavam ali, naquele dia, repetem essa história até hoje. Por quê?

Porque, lá no fundo, nós sabemos que o que importa nesta vida, mais do que ganhar sozinho, é ajudar os outros a vencer, mesmo que isso signifique diminuir o passo e mudar o curso.

Que cada um de nós possa ser capaz de diminuir o passo ou mudar o curso para ajudar alguém que, em algum momento de sua vida, tropeçou e precisa de ajuda para continuar...

(Autor desconhecido)

• A IMPORTÂNCIA DE FALAR SOBRE RELACIONAMENTO

"Que pode uma criatura senão, entre criaturas, amar?"

Carlos Drummond de Andrade

O psicólogo americano Nathaniel Branden, diz que "quase todos os problemas psicológicos – da ansiedade à auto-sabotagem no trabalho e no amor, do medo da intimidade à escravidão das drogas – têm sua raiz no *amor insuficiente do indivíduo por si mesmo*".

A auto-estima, que é a valorização e o respeito por si mesmo, o gostar-se e por isso achar que merece o melhor para si, é a base para um relacionamento.

Popularmente se diz que *quem não se ama não pode amar os outros*. E é verdade. Gostar de si é o primeiro passo para que cada um construa um relacionamento saudável com o outro, de troca sexual e, afetiva, e de crescimento para ambos.

Não é na adolescência ou na vida adulta que a auto-estima começa a ganhar "contornos", mas quando se é pequeno, ainda bebê.

Esse primeiro contato com a mãe, de aceitação e elogios, de dizer que sua criança é "lindinha!", funciona muito mais do que um afago momentâneo, mas começa aí a base, os primeiros passos da construção de sua auto-estima.

A atitude positiva dos pais vai auxiliar em outro sentido: o sentimento de segurança e de tomar decisões.

A regrinha é simples – mais ou menos assim:

"Se eu gosto de mim, vou ter muito mais segurança nas minhas escolhas e decisões que me fazem feliz."

Mas, se a criança cresce ouvindo frases como "seu irmão é quem faz as coisas direito!" ou "com você ninguém pode contar mesmo!", vai se desenvolver com um sentimento de desvalia, e vai se esforçar para alguém gostar dele; quando conseguir, vai se anular completamente com medo de perder a pessoa.

Todas essas questões de *boa auto-estima* ou *auto-estima baixa* vão ser levadas para os relacionamentos que uma pessoa vai ter pela vida afora: começando em casa e se estendendo ao grupo de amigos, amizades do trabalho e, principalmente, no campo afetivo.

Essa comunicação pode ser estabelecida dentro de casa, no seu dia-a-dia com seu filho, possibilitando que a conversa seja um eixo de ligação entre vocês. Lembrando que ela deverá ser uma mão de duas vias: você fala, mas também ouve.

• QUANDO O RELACIONAMENTO ACABA: SEPARAÇÃO, DIVÓRCIO, VIUVEZ...

Ao decidir se separar, é importante que pai e mãe, logo após a decisão, converse com o filho sobre o que está acontecendo. Não adianta empurrar a "poeira para debaixo do tapete".

Para os pais, mesmo sendo a separação o fim de um sonho que eles planejaram juntos, pelo menos os dois lados conhecem os motivos que os fizeram tomar tal decisão. O filho, geralmente, é pego de surpresa. A criança vai começar a viver uma situação diferente e ao mesmo tempo difícil: passa a viver sem a presença constante de um dos dois, a ter duas casas e, às vezes, muda de bairro, de grupo de amigos e até de escola. Soma-se a isso a adaptação à nova família (quando um dos dois se casa outra vez), a novos irmãozinhos, o que pode gerar ciúme, por achar que seu pai ou mãe não vai ser mais como antes.

Por isso é muito importante conversar *exaustivamente*, até ficar claro que não ficou mais nenhuma dúvida.

É preciso sinalizar que a separação é do pai e da mãe, enquanto homem e mulher, mas que ele continua tendo os dois como seus pais, apesar de não morarem mais juntos.

Preservar o filho e não falar é uma grande bobagem! Ele vai perceber que alguma coisa está acontecendo e, por não saber o que é, pode ter aumentadas sua ansiedade e angústia.

Depois de acompanhar um grupo de crianças por dois anos, após a separação de seus pais, o psiquiatra paulista dr. Haim Grunspun concluiu que, se a separação for mal conduzida, as crianças *até 2 anos* podem começar a desenvolver comportamento regressivo e medroso. *Com 4 ou 5*, podem acreditar que pai e mãe podem voltar a morar juntos como antes e que eles podem influir nessa decisão. Os filhos de *5, 6 anos* de idade, podem sentir-se culpados achando que eles provocaram as brigas entre seus pais.

Esse comportamento é danoso para todos os lados, mas principalmente para o filho, que começa a ficar agressivo e ter sua auto-estima diminuída, querendo se isolar, com dificuldades de aceitar outros, que, mais cedo ou mais tarde, irão entrar nessa história familiar.

A melhor maneira de amenizar tanto desgaste é estabelecer uma boa qualidade de relação entre vocês, não deixando criar ansiedade desnecessária na criança. É ter habilidade para lidar com o sofrimento natural do filho e construir todo esse processo com clareza. O resultado vai ser melhor pra todo mundo.

Pai e mãe precisam evitar:

- Passar para o filho que um ou outro é culpado pela separação. E, no caso, que você é a vítima.
- Dizer ao filho que papai ou mamãe arrumou outra pessoa e nos abandonou, não gosta mais da gente.
- De colocar a criança no centro da disputa nas dificuldades da separação.
- Dar ao pai ou mãe uma conotação negativa, como se tudo de ruim fosse culpa do outro. Isso é extremamente negativo na formação da identidade, por exemplo: "se meu pai é tão ruim, não quero me identificar com ele".

Pai e mãe podem aproveitar e passar para os filhos:

- Que agora eles vão ter duas casa para passear.
- Outros lugares para possíveis férias.
- Vão ganhar novos amiguinhos.
- Se o papai ou a mamãe se casarem de novo, que vão ter outros avós para fazerem tudo que eles gostam e mais irmãozinhos para passear e serem seus amigos.

E tudo isso sem perder em nada o amor dos dois.

Mas, se essa separação for por falecimento de um dos dois, não esconda da criança, apesar de todo o sofrimento que a perda de uma pessoa querida pode causar.

É natural que a criança, nessas horas, queira substituir a pessoa ausente, sentindo-se responsável por quem está presente. O que acontece muito com o menino, quando da morte do pai.

Lembro-me que, quando meu cunhado faleceu, uma vizinha da minha irmã disse que "agora ele (meu sobrinho) era o 'homenzinho' da casa". Essa é uma atitude totalmente inadequada, pois coloca uma responsabilidade que não cabe à criança, podendo trazer prejuízos no seu desenvolvimento emocional e sexual.

• A NOVA NAMORADA DO PAI... A PAQUERA DA MÃE

Se a situação da separação for bem administrada desde o início, colocando-se a possibilidade de, mais tarde, tanto papai como mamãe encontrarem outra pessoa, namorarem e morarem juntos, quando chegar a hora vai ser bem mais fácil. A criança tenderá a acolher com mais facilidade o novo namorado da mãe e a namorada do pai, percebendo com naturalidade que isso faz parte da vida.

Se o filho já tiver uma idade em que possa compreender, converse com ele e diga-lhe que o mesmo pode acontecer com ele no futuro, que ele vai namorar algumas vezes, terminar outras, e assim irá fazendo sua vida até conhecer alguém com quem vai querer viver junto a vida toda. E, se não der, vai querer tentar de novo, sempre querendo ser feliz.

O que não cabe é passar para o filho, por exemplo, que a nova namorada do papai veio para substituir a mãe. Ou, que o namorado da mãe agora vai ser o seu paizão. O lugar, carinho e amor dos dois estão garantidos.

• O NOVO NAMORADO DO PAI E A NOVA NAMORADA DA MÃE

Por maior que seja a abertura que tenhamos na educação dos pequenos, essa é uma situação delicada. Não porque a sociedade ainda é preconceituosa em relação à homossexualidade, mas pelo cuidado que se deve ter em não expor a criança com o relacionamento dos seus pais, apesar do direito destes de reconstruírem suas vidas da maneira que os fizer mais felizes.

Pai e mãe que têm namorados do mesmo sexo certamente sabem como conversar com dignidade com seus filhos. Até porque eles próprios já devem ter passado por situações bem embaraçosas.

Procure conversar, se essa for sua decisão, aos poucos, para que seu filho tenha uma visão mais ampla da história.

Caso não consiga falar, no dia-a-dia, a criança vai percebendo que aquele "amigo" do papai ou a "amiga" da mamãe são mais que amigos, e rola um carinho especial entre eles. E vai entender que seu pai ou sua mãe é "diferente" dos pais de seus amiguinhos, mas nem por isso são menos responsáveis, dignos como pessoas e os ama menos.

Possivelmente, ele vai ser motivo de brincadeiras maldosas ou de chacotas de alguns colegas, mas certamente vai estar fortalecido e saberá "tirar de letra" isso tudo. E até ensinar aos colegas que devem respeitar as pessoas, independente do que sejam, façam ou pensem em sua intimidade ou fora dela.

Outra coisa importante: o fato de crianças serem criadas por pais e mães homossexuais não significa que terão uma orientação homossexual também. Se não, os pais de pessoas homossexuais não seriam heterossexuais, não é mesmo?

Ponto e contraponto

Para você, a separação dos pais influencia no desenvolvimento da sexualidade do filho?

"Sim, acho que a separação dos pais pode influenciar no desenvolvimento da sexualidade e no comportamento do filho por causa da ausência de uma figura masculina em casa. O filho conviverá num ambiente feminino, principalmente se este tiver irmãs também (rodeado de bonecas, vestidos, maquiagem, etc.), sendo que a mãe será considerada como sua heroína. Além disso, por causa da separação dos pais, muitas crianças são criadas pelas avós ou pelo padrasto. Dependendo do comportamento do padrasto (andar nu pela casa, ser agressivo, bater na esposa, etc.), este mudará o comportamento da criança futuramente. A criança pode se tornar um psicopata, *gay*, etc."

Márcia, 31 anos, mãe de um menino de 4 anos (Manaus, AM)

"Não acho que a separação dos pais possa influenciar na sexualidade de uma criança, independente do tipo de criação que ela receba. Pelo que tenho percebido dos filhos de pais separados, a separação influencia no caráter e na personalidade da criança e algumas das vezes deixa traumas pela ausência normalmente do pai ou do abandono total dos pais, deixando-os com familiares ou estranhos. Principalmente na fase escolar, onde muitos coleguinhas perguntam sobre o pai e a mãe, e nem sempre a criança tem respostas para se justificar, ou até mesmo começa a mentir por vergonha da realidade."

Lena, 30 anos, mãe de um menino de 6 anos (Manaus, AM)

Vamos continuar essa conversa no FÓRUM deste livro, acessando o site: *www.marcosribeiro.com.br*

13. Filho adolescente

- Como tudo se inicia
- Adolescência
- Algumas dúvidas da garotada (e algumas dicas de como respondê-las)
- Novas vivências
- Papéis sexuais
- Ponto e contraponto

Segundo o Estatuto da Criança e do Adolescente (lei 8069, de 13/7/1990), adolescência é o período que vai dos 12 aos 18 anos.

A proposta desse livro é que possamos dar uma orientação para pais com filhos de 0 a 10 anos. Mas torna-se fundamental que tenhamos um capítulo sobre adolescência, principalmente por ser a faixa etária em que a maioria das pessoas inicia sua vida sexual. E, hoje em dia, os jovens estão se iniciando sexualmente cada vez mais cedo.

Por isso este capítulo será voltado para a adolescência: é que agora uma nova etapa se inicia.

Aquela criança está "indo embora" e se apresentam novas descobertas e perspectivas, que vão desde a sexualidade até a escolha profissional, passando por conflitos existenciais, e interrogações e mais interrogações.

Por isso, pai e mãe precisam estar seguros para melhor orientar seus filhos.

• COMO TUDO SE INICIA

Por volta dos 10/12 anos, meninos e meninas começam a ter as primeiras transformações físicas, responsáveis pelo amadurecimento da sexualidade.

Durante todo o desenvolvimento, desde o nascimento até a puberdade, as mudanças físicas ocorrem bem lentamente. Mas é por volta dessa idade que as transformações do corpo vão dar um salto.

No menino ocorrerá um amadurecimento dos testículos e da bolsa escrotal e, logo após, o crescimento do pênis. Um ano depois, mais ou menos, acontece a primeira ejaculação. Vai ocorrer também uma intensificação na transpiração, no aparecimento da acne, no desenvolvimento da musculatura e no engrossamento da voz.

Na menina há o surgimento da menarca (primeira menstruação), o crescimento dos seios, o aparecimento dos pêlos nas axilas e vulva. Há o aumento da oleosidade da pele, com o surgimento da acne.

Essas são algumas das mudanças que sofrem meninos e meninas. E a esse período de transformações físicas damos o nome de PUBERDADE.

E toda essa mudança vai mexer muito com a cabeça e a "estrutura" dos jovens. Aí, começa a ADOLESCÊNCIA, período que se caracteriza pelas mudanças psicológicas e sociais.

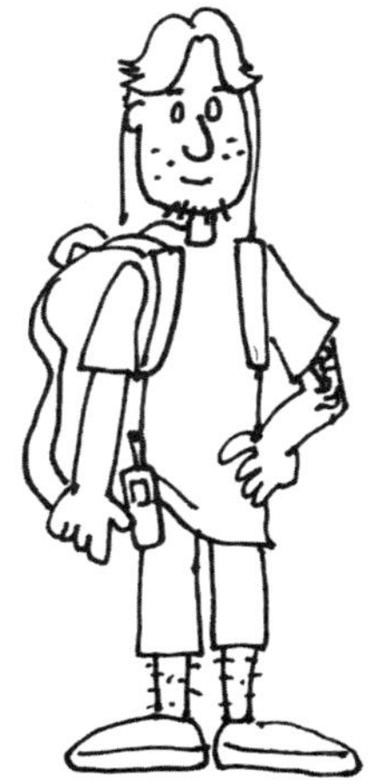

• ADOLESCÊNCIA

Você vai perceber (caso não tenha filho na adolescência) que o adolescente vai de um extremo ao outro, com sua personalidade passando por significativas mudanças. Às vezes é difícil de lidar, mas fique tranqüilo: isso é natural. Quem já viveu essa experiência, sabe bem do que estou falando.

A psicanalista Anna Freud traduz bem esse período da etapa do desenvolvimento de todos nós:

> "É normal para o adolescente se comportar de maneira inconsciente e não previsível. Lutar contra seus impulsos e aceitá-los; amar seus pais e odiá-los; ter vergonha de reconhecê-los perante outros e querer conversar com eles; identificar-se e imitar os outros enquanto procura uma identidade própria. O adolescente é idealista, artístico, generoso e pouco egoísta como jamais o será novamente, mas também é o oposto: egoísta, calculista, autocentrado."

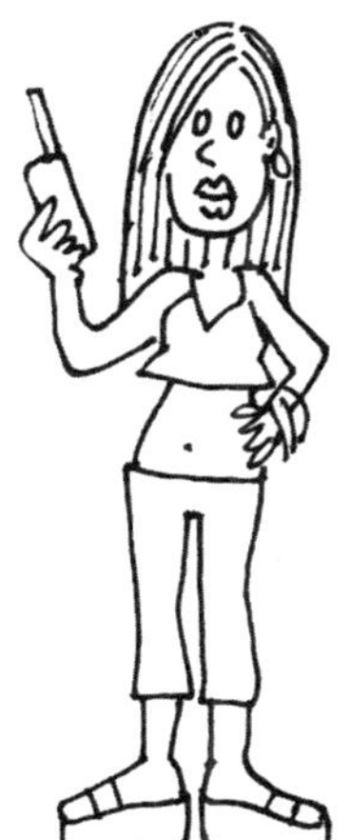

Por que os pais acham difícil lidar com filho adolescente?

Porque, por caminhos naturais, pai e mãe querem sempre estar perto, protegendo e acolhendo. E o que a garotada quer é exatamente o contrário, nessa fase em que luta pela independência, para mostrar para si mesmo e para os colegas que já é adulto e "dono do próprio nariz". A angústia vem, por perceberem que eles ainda dependem de pai e mãe, não só financeiramente, mas sobretudo afetivamente.

Nesse momento, não adianta travar uma briga de poder dentro de casa. Mais uma vez os pais devem compreender e perceber que essas etapas vão ser importantes para o amadurecimento do seu filho na busca de sua identidade, aprendendo a lidar com a dependência e autonomia; frustração e conquistas; e limites, importantes de serem sinalizados desde pequenos, mas reforçados na adolescência, quando os jovens se sentem "em riscos" chegando a desafiar pessoas e situações. Esse é um período que chamamos de "*pensamento mágico*", em que o adolescente acha que nada vai acontecer com ele. E com esse pensamento – "isso não vai acontecer comigo!" – transam sem camisinha, pegam o carro do pai e saem sem ponderar os riscos e, em casos extremos de profunda violência, participam de *roleta russa*, arriscando a própria vida.

Podemos considerar que na adolescência é comum o período de crises, até porque o rapaz e a moça estão "tateando" essas novas descobertas, que trazem muitas surpresas. Há a eclosão de uma série de manifestações que até então estavam adormecidas, de situações que conseguiram internalizar durante a vida, mas que nessa idade vêm junto com o desejo de auto-afirmação e da aceitação pelo grupo, e a cobrança que toda a sociedade faz, nesse caso, para os rapazes, que têm de mostrar que já são homens.

É comum que rapazes se relacionem com rapazes, nessa primeira fase de sua vivência sexual, o que não evidencia que ele terá uma orientação homossexual. É mais uma etapa do desenvolvimento da sua sexualidade.

Assim como as meninas, que começam a estabelecer a intimidade com as amigas justamente no momento da descoberta dos seios, da menstruação, dos segredos e interesse por "aquele garoto que nem lhe dá bola" e o medo que dá o início do primeiro namoro: "como é que se beija?", "e se ele quiser transar comigo?", entre tantos outros questionamentos.

• ALGUMAS DÚVIDAS DA GAROTADA (E ALGUMAS DICAS DE COMO RESPONDÊ-LAS)

A masturbação faz acabar com o esperma?
Léo, 13 anos

Não, Léo, porque os homens não nascem com uma quantidade "X" de esperma. É uma produção, podemos dizer assim, contínua.

A moça pode perder a virgindade masturbando-se?
Bia, 15 anos.

É bastante difícil, porque normalmente as moças se masturbam manipulando o clitóris. É preciso ter cuidado com objetos pontiagudos, porque, estes sim, são perigosos e machucam.

Qual a idade em que uma pessoa deve começar a se masturbar e qual a freqüência certa?
Celso, 15 anos.

Não existe uma idade certa. As pesquisas na área da sexologia mostram que ela é mais freqüente na adolescência e na velhice, quando os idosos ficam mais sozinhos, nessa cultura que acredita que o idoso não tem desejo sexual ou que a "velhinha é sem-vergonha" se sai para namorar. E na adolescência, porque a sexualidade está " à flor da pele", com a mudança do corpo, da cabeça e dos hormônios, que estão "trabalhando à a todo vapor".

Outra coisa: não existe uma freqüência certa. Cada pessoa tem um "relógio interno" muito próprio e um prazer muito individual que decide o que lhe é apropriado. Por isso, a *freqüência normal* vai depender do ritmo "ideal" para cada um..

Tenho 16 anos, sou virgem. Namoro um rapaz e gosto muito dele e ele de mim. Sinto muito tesão por ele quando a gente namora e vontade de transar. Mas tenho medo que possa doer muito.

Mariana, 16 anos.

A dor da primeira relação tem muito mais de mito do que de realidade. Pode doer um pouco, sim. Mas, quanto mais estiver relaxada, terá menos dor e talvez nenhuma.

A postura e compreensão do namorado serão muito importantes.

Se, além de relaxada, a garota estiver consciente de que é isso mesmo que está querendo, e não está ali apenas para satisfazer ao outro ou para impedir que ele transe com a colega, esse encontro será melhor.

Creio que a moça em todas essas situações deve conversar abertamente com o rapaz. Ele – principalmente se for adolescente – também estará temeroso. É um engano pensar que os homens tiram essa situação "de letra". Quanto mais jovem, mais difícil será. Igualzinho às mulheres. Outra coisa: se a adolescente – e o mesmo recado vai para os rapazes – estiver com muita dúvida na cabeça, certamente esse não é o momento certo para iniciar uma vida sexual.

Todas as minhas amigas já cresceram e eu continuo parecendo uma criança.

Raquel, 12 anos.

Cada garota é diferente da outra, assim como todas as pessoas. Algumas com 12 anos já têm o corpo bem formado, enquanto outras ainda estão se desenvolvendo.

Os responsáveis por essas mudanças são os hormônios, igualzinho ao que acontece com os rapazes.

Quase todo dia, quando acordo, eu estou com a cueca melada.

Luís Cláudio, 13 anos.

O que acontece com o Luís, e todos os garotos nessa faixa etária, é supernatural. Ao atingir a puberdade e adolescência, quando o rapaz ainda não se masturba ou transa, pode acontecer de ele gozar à noite, durante o sono, num sonho associado a sexo. A isso chamamos polução noturna. É sinal de que está produzindo espermatozóides.

... e o meu pênis fica duro a toda hora.
Rafael, 13 anos.

É sinal de que está excitado. Os garotos já pararam pra pensar em que momento isso ocorre? Creio que é quando está beijando, fazendo carinho ou pensando em sexo ou em alguma moça.

Na adolescência é mais freqüente isso ocorrer a "toda hora", porque o garoto está se descobrindo e a própria sexualidade, sem ter muito controle sobre suas reações.

• NOVAS VIVÊNCIAS

Segundo a psicanalista argentina Arminda Aberastury, a adolescência vai se caracterizar por *três grandes "perdas"*:

1. Perda do corpo infantil:

O adolescente assiste "passivamente" a todas as modificações biológicas que ocorrem com seu corpo, que o leva a deslocar a sua rebeldia para a esfera do pensamento.

Vive, então, a perda do corpo de criança – apesar de ele estar com a mente ainda na infância –, com um corpo que vai se tornando adulto.

A auto-afirmação pode levar muitos adolescentes a se colocarem em situações arriscadas por necessidade de afirmar sua autonomia em relação aos pais e de se afirmar no grupo de amigos.

2. Perda da identidade infantil:

O adolescente não tem a dependência que tinha quando criança, mas também não tem a independência do adulto. Daí surgem a angústia e as crises, de que falei há pouco.

É o momento em que surgem as grandes amizades, o amigo confidente, o grupo. A partir daí, as idéias são as do grupo e não mais individuais.

Observação: Esse é um momento importante para que você fique presente, próximo do seu filho. Porque o grupo terá mais influência do que pai e mãe.

E são os grupos que muitas vezes levam os filhos para as "más companhias".

3. Perda dos pais da infância:

Os pais, que até então eram heróis, considerados motivos de orgulho, passam a ser contestados, considerados "caretas", nenhum adolescente quer "pagar mico" andando com pai e mãe.

Este vínculo é transferido para os amigos e professores.

A vivência dessas "perdas" vai ser muito importante para a garotada, que sairá bem mais fortalecida dessa fase, o que será benéfico para a sua vida como adulto.

• PAPÉIS SEXUAIS

O que percebemos é que, na adolescência, moças e rapazes, na verdade desde crianças, estão muito presos aos papéis do que significa "ser homem" e "ser mulher" na nossa sociedade. E todas as cobranças que isso implica.

Não tem como escapar delas! Muitas vezes essa cobrança começa em casa, pelo pai. O rapaz, ao entrar na adolescência, tem de provar sua masculinidade, cantando todas as meninas, porque, se ela mostrar interesse e ele não for, vão dizer que *ele não é chegado*! Justamente o oposto acontece com as garotas, que não podem demonstrar interesse, fazendo parte do jogo *recusar sempre.*

A manifestação do desejo na adolescência é bem mais difícil para as moças do que para os rapazes. Isso porque as mulheres são bloqueadas desde cedo nos seus desejos e em suas primeiras manifestações sexuais. É aquela velha história: o homem tem mais necessidade de sexo que a mulher. E sabemos que não é verdade. Sendo assim, a adolescente se sente culpada e angustiada quando percebe que também tem uma manifestação de sexualidade, que sente desejo pelo namorado ou mesmo que o acha um tesão e que tem vontade de transar com ele. É bastante comum as moças atribuírem a relação sexual, caso ocorra, à insistência do namorado ou digam: "quando percebi, já tinha acontecido".

O ruim é que as moças não percebem que têm direito à sua sexualidade. Por outro lado, essa relação acontece sem os cuidados necessários, como o uso da camisinha.

Pai e mãe, então, poderiam ser grandes facilitadores na descoberta da sexualidade de seus filhos. O que não significa que devam aceitar que eles tenham uma vida sexual ativa ou que se relacionem com o(a) namorado(a) dentro de casa. Mas, pelo menos, que possam orientá-los, conversar na hora das dificuldades, ouvir sem ser censores e não reproduzirem os papéis sexuais (rígidos) que são atribuídos a homens e mulheres.

Pensem como poderia ter sido diferente a adolescência de vocês se tivessem tido essa abertura em casa. Então, façam diferente com os filhos.

Para pai e mãe também é difícil

A vivência sexual dos filhos mexe muito com a estrutura dos pais, no sentido de que reativa a própria sexualidade vivenciada por eles, com os próprios fantasmas que sua adolescência trouxe, e que, provavelmente, na maioria das vezes não puderam ser elaboradas de uma forma adequada.

Isso se percebe muito claramente quando se ouve uma adolescente falar, por exemplo: "Poxa, eu não estou mais entendendo qual é a do meu pai. Ele, que costumava ser carinhoso comigo, chegar perto de mim e dar beijos, agora quase nem fala comigo; está com uma mania que eu não posso mais andar de camisola pela casa, não está deixando eu usar biquíni...".

Percebemos que há uma mudança brusca e que o próprio adolescente sente, mas não entende o que está acontecendo. Se os sentimentos do pai (e também da mãe), sua posição sobre o assunto e dificuldades fossem colocados claramente, mas sem cortar o canal de comunicação, todos sairiam ganhando, como diz um trechinho do poema de Cora Coralina: "Feliz aquele que transfere o que sabe e aprende o que ensina".

Quem sabe não é o próprio erotismo do pai em relação ao corpo da filha? E de repente o pai se sentir excitado por ela e achar que isso é muito pecaminoso, muito vergonhoso. Aí está um certo desconhecimento do pai, porque essa atitude é muito natural, e se fosse encarada de uma forma mais normal por ele, seria fundamental para sua filha, porque ela sentiria que o pai poderia aceitar a sua sexualidade muito bem.

É importante pai e mãe entenderem, nesse caso especificamente o pai, que é até pelo contato de sua filha com ele, com os limites que provavelmente vai ter, que ela vai poder transferir essa imagem idealizada que é o próprio pai para uma outra imagem masculina (namorado, marido). Mas, se de repente esse pai ficar tão rejeitador e distanciador, como vai ser o contato de sua filha com outros homens? O mesmo pode acontecer com a mãe em relação ao filho.

No entanto, se vocês aproveitarem esse momento para conversar entre si, buscar as causas dessa dificuldade e tentar entender o porquê disso tudo, meio caminho já estará andado.

Uma questão cultural

É importante entendermos que, por mais que tivéssemos famílias bem esclarecidas, pais com a sua própria sexualidade tranqüila e podendo ver a sexualidade do filho tranqüilamente, esse desconhecimento e surpresa frente ao novo é inerente a essa etapa do desenvolvimento. Soma-se a isso a própria cultura, que faz que a maneira como a adolescência é vista e vivenciada entre nós seja um *fenômeno cultural.*

A forma como nossos meninos e meninas passam da infância para a adolescência não é a mesma em diferentes culturas.

Cada uma tem o seu "código", seu ritual, por isso, pai e mãe não devem ficar estabelecendo comparações. Aliás, assim como as culturas, as famílias podem ter modos diferentes de tratar com a sexualidade do filho adolescente.

Para exemplificar o que quero dizer, da diferença e influência cultural na passagem da infância para a adolescência, vamos ver como acontece com os índios no nosso país. Como temos mais de 250 povos indígenas no Brasil e cada qual com suas práticas culturais específicas, falaremos apenas dos índios Timbira, que moram no sul do Maranhão e norte de Tocantins. Eles são, atualmente, seis povos (Krahô, Apinagé, Krikati, Gavião-Pykobjê, Apaniekra-Canela e Kamkokamekra-Canela).

Segundo o antropólogo Thiago Ávila (do Centro de Trabalho Indigenista, Carolina, MA):

> "Entre estes índios, existem três rituais (Ikreré, Pemp-Cahok e Ketwayê) que estão ligados à questão da passagem da infância para a maturidade, mas este processo é algo construído lentamente e pode durar dez a quinze anos de preparação e efetiva participação em um conjunto de rituais. Somente os rapazes que não têm filhos participam destas cerimônias, inclusive crianças de colo.
>
> No Pemp-Cahok, para exemplificar um desses rituais, este grupo de rapazes fica durante o período da festa (que pode durar meses) recebendo comida de determinadas pessoas e seus parentes masculinos mais próximos (o pai e o tio materno) terão que confeccionar artefatos para estes jovens. Este grupo de jovens tem duas moças associadas aos rapazes, que os acompanham, uma na frente da fila e outra no final. Geralmente são moças virgens e não casadas. No Pemp-Cahok Catundi, estes parentes confeccionam esteiras de talos de buriti onde o rapaz se esconde todo final de tarde e dão uma volta pela rua circular que circunda a aldeia. Neste caminho, a fila de rapazes (os pemp cahok) vai para as casas e cada um recebe um prato de comida. Após a volta na circunferência da aldeia, eles se retiram para fora da aldeia e comem as comidas recebidas. Enfim, o que os rituais ressaltam são as principais relações

> entre parentes dentro de uma aldeia, ensinando a solidariedade destes grupos, além de preparar os jovens para a vida adulta. A passagem se completa com o casamento e, principalmente, o nascimento do primeiro filho, onde o rapaz fica excluído de participar dos rituais de iniciação de seu grupo".

Com isso, vemos que não há uma "fórmula" para entender o adolescente. E só com a convivência aprenderemos a lidar com eles.

Ponto e contraponto

Você é favorável à vida sexual na adolescência?

"Eu vou ensinar a realidade do mundo para a minha filha. Espero que ela não comece a fazer sexo muito cedo. Aqui, em Carolina, as meninas de 14 e 15 anos já são tudo mães. Mas eu penso que não adianta proibir, dizer para não namorar porque elas vão namorar mesmo assim, escondidas. Eu vou ensinar que sexo é um complemento, que sexo não é tudo na vida. Vou ensinar a importância de estudar e fazer curso... o sexo vem depois. Se minha mãe tivesse me ensinado eu não teria me 'entregado' cedo. Existe muita discriminação com mães solteiras."

Remilda, 28 anos, mãe de uma menina de 7 anos (Carolina, MA)

"Os meus dois filhos não foram planejados, vieram sem pensar e por causa de uma ilusão que eu mesmo criei. Eu tinha 12 anos quando comecei a namorar o pai do meu primeiro filho. Ele era mais velho e queria que eu me entregasse. Dizia que me amava mais que tudo e eu, naquela idade, ia acreditando nisto e criando um mundo de ilusão. Quando eu contei para ele que eu estava grávida, ele saiu e disse que não era o pai. Disse que eu tinha que ir atrás do verdadeiro pai. Então, por isto, eu vou conversar muito com meus três filhos, para que eles usem camisinha e remédio para não engravidar. Acho importante explicar a prevenção de doenças e gravidez precoce, porque proibir de namorar nunca funcionou."

Silvana, 26 anos, mãe de um adolescente de 12 anos e de duas meninas, uma de 7 anos e uma de 4 mesestrês filhos (Carolina, MA)

Vamos continuar essa conversa no FÓRUM deste livro, acessando o site: *www.marcosribeiro.com.br*

14. Aqui termina nossa história

(Ou, agora é que começa...)

"Embora ninguém possa voltar atrás e fazer um novo começo, qualquer um pode começar agora e fazer um novo fim."

Chico Xavier

Certamente, ao terminar este livro, você pode perceber que muita coisa poderia ter sido diferente. Na verdade, os filhos não vêm com *bula* que se possa seguir item por item e no final dar tudo certo. Ainda bem que não é assim.

É na convivência do dia-a-dia, quando seu filho bate o pé firme e diz que só come se tiver bife com batata frita e você acha que ele tem de comer legumes e frutas ou te dá um abraço enorme achando que você é o maior pai ou mãe do mundo que vocês vão aprendendo, ensinando e crescendo juntos.

Muitos de nós viemos de uma educação repressora, onde tudo era proibido, e sei que não é tão fácil mudar da noite para o dia. Até porque os valores em sexualidade mudaram muito rapidamente nas últimas décadas e nem sempre temos fôlego para acompanhar tamanha mudança.

O importante é repensar o que poderia ter sido diferente, rever suas atitudes, perceber que existem outros caminhos e mudar. No comportamento, nada é tão rígido.

Mas não esqueça, que alguns princípios são importantes:

1. Desenvolver no filho o respeito por si mesmo (nunca deixe que ninguém o desmereça ou desrespeite).

2. Não contribua para que seu filho desenvolva sentimentos que possam ser danoso a outra pessoa, como preconceito e discriminação. Cada ser humano merece ser respeitado independente do que faça na intimidade, da raça a que pertence, da posição social e religiosa ou do que faz profissionalmente.

3. Possibilite sempre a informação. Quem é informado é muito mais livre. Mesmo que não saiba, talvez esteja aí uma rica oportunidade de aprenderem juntos e se aproximarem mais, quando ele perceber que pai e mãe não são super-heróis e não têm que saber tudo.

4. Desenvolva o senso crítico, de reflexão, avaliação e pensar, para que ele cresça com um pensamento independente e capaz de tomar decisões e escolhas mais acertadas.

5. Sempre que possível, diga que sexo é algo bom, gostoso, prazeroso e que faz muito bem para as pessoas. Quando feito com responsabilidade, prevenção e alguém que se ama, melhor ainda. Porque amar é cuidar. E cuidar é amar.

E mais os princípios e valores que sua família considerar adequados.

Não sei se consegui contemplar todas as suas expectativas de quando começou a ler *Sexo: como orientar seu filho*. Mas sei que para mim foi muito bom ter escrito este livro para a Editora Planeta, principalmente por que acredito que a informação de sexualidade pode contribuir muito seriamente para uma melhoria de relação entre pais e filhos, e imagino que a libertação do ser humano pode estar na humanização da sua sexualidade.

Que você comece agora e construa um outro fim para sua história.

Muito obrigado.

MARCOS RIBEIRO

Agradecimentos

Sou muito grato a muitas pessoas, que vêm contribuindo cotidianamente para o meu trabalho. Aqui, quero me deter, especialmente, nos que contribuíram para este livro. A todos meu mais fraterno obrigado.

• A todos os amigos e parceiros que gentilmente colaboraram com o "Ponto e contraponto", conversando com pais e mães de diferentes cidades brasileiras, para que tivéssemos uma visão mais ampla do que pensam os pais deste nosso país:

psicóloga Adriana Biselli (Curitiba, PR); pedagoga Inocência Negrão (Brasília, DF), engenheiro Jésus Soares Borges (Salvador, BA); escritor Marcelo Júnior Longo (Apucarana, PR); profª Maristela Lyrio (Nova Iguaçu, RJ), médica Raquel Didimo Imazaqui (Manaus, AM); estudante de pedagogia Rhana Lopes (João Pessoa, PB); pedagoga Rosangela Bacellar Marteniuk (Florianópolis, SC); psicóloga Silvani Arruda (São Paulo, SP) e antropólogo Thiago Ávila (Carolina, MA);).

• Aos pais que gentilmente responderam as perguntas do "Ponto contraponto".

• A Bia Salgueiro, amiga e parceira de longa data, que sempre traduz com perfeição o meu texto e idéias, com seu trabalho de ilustração e projeto gráfico de qualidade.

• Ao Pascoal Soto, grande editor, pela minha entrada na Editora Planeta, e ao Marcelo Gomes, meu editor, pela compreensão, gentileza e competência durante toda a feitura do livro.

• Ao Tulio Kawata, pelo habilidoso trabalho de revisão.

• Ao Luís Gustavo Carvalho Damasso, o Luiz Maniva, pela parceria e presteza constante, sendo responsável pela digitação de todo o material e organização no computador, ultrapassando todos os limites de horário.

• E, por último, pela grande importância em minha vida, meus pais Virgilino Dionísio Braz e Adelir Ribeiro Braz, e minha irmã, a enfermeira Virgínia Ribeiro Braz Bezerra.

Este livro foi composto em Garamond
para a Editora Planeta do Brasil
em março de 2005.